2023年国家医疗服务与质量安全报告

——心血管病专业分册

国家心血管系统疾病医疗质量控制中心　组织编写

U0218929

中国协和医科大学出版社

北　京

图书在版编目（CIP）数据

2023年国家医疗服务与质量安全报告. 心血管病专业分册 / 国家心血管系统疾病医疗质量控制中心组织编写. —北京：中国协和医科大学出版社，2024.4

ISBN 978-7-5679-2312-6

Ⅰ. ①2… Ⅱ. ①国… Ⅲ. ①医疗卫生服务－质量管理－安全管理－研究报告－中国－2024 ②心脏血管疾病－诊疗－质量管理－安全管理－研究报告－中国－2024 Ⅳ. ①R197.323.4 ②R54

中国国家版本馆CIP数据核字（2023）第228721号

组织编写 国家心血管系统疾病医疗质量控制中心

责任编辑 李元君 赵 薇

封面设计 邱晓俐

责任校对 张 麓

责任印制 张 岱

出版发行 中国协和医科大学出版社

（北京市东城区东单三条9号 邮编100730 电话010-65260431）

网 址 www.pumcp.com

印 刷 北京天恒嘉业印刷有限公司

开 本 889mm×1194mm 1/16

印 张 14

字 数 410千字

版 次 2024年4月第1版

印 次 2024年4月第1次印刷

定 价 168.00元

编写工作组

前　言

推动医疗服务高质量发展是"十四五"新发展阶段的重要内容。《中华人民共和国国民经济和社会发展第十四个五年规划和2035年远景目标纲要》明确提出要以提高医疗质量和效率为导向，以公立医疗机构为主体，扩大医疗服务资源供给，加快优质医疗资源扩容和区域均衡布局。2021年，国务院办公厅印发《关于推动公立医院高质量发展的意见》，提出要持续改进医疗质量管理体系和标准体系，提高不同地区、不同级别公立医院医疗服务同质化水平。《"十四五"国民健康规划》也将加强医疗质量管理，完善医疗质量管理与控制体系纳入"全面推进健康中国建设"的规划之中。2023年，国家卫生健康委员会（以下简称"国家卫生健康委"）、国家中医药管理局联合发布《全面提升医疗质量行动计划（2023—2025年）》，进一步明确了全面加强医疗质量安全管理，促进优质医疗资源扩容和均衡布局的具体任务，成为各级医疗质量控制中心开展后续工作的核心纲领。

在此背景下，国家心血管系统疾病医疗质量控制中心紧密围绕国家医疗质量控制工作要求，秉持"构建学习型卫生健康体系，持续改善医疗服务质量"的宗旨，以心血管系统疾病为核心，致力建立统一、高效的心血管病专业医疗质量控制体系，不断健全"国家、省、市、医疗机构"四级质控工作网络，牵头制定《心血管系统疾病相关专业医疗质量控制指标（2021年版）》，围绕国家医疗质量安全改进目标开展质量改进行动，搭建和完善国家心血管病质量管理与控制平台，连续8年参与编写国家卫生健康委《国家医疗服务与质量安全报告》，为切实促进我国心血管病医疗质量改善提供了专业支撑，推动心血管病质控工作逐步向规范化、科学化、精细化发展。

分析报告全国医疗质量现状是国家级质控中心的一项重要工作任务。随着各级心血管病医疗质量控制工作逐步深入，全国医疗质量监测网络趋于成熟，心血管病医疗质量相关数据不断积累，迫切需要进行全面分析，从而综合反映我国心血管病专业医疗质量现状。为此，在国家卫生健康委医政司的指导下，国家心血管系统疾病医疗质量控制中心联合国家结构性心脏病介入技术医疗质量控制中心、国家心律失常介入技术医疗质量控制中心，连续两年发布了《中国心血管病医疗质量报告》，去年正式出版了《2022年国家医疗服务与质量安全报告——心血管病专业分册》。在此基础上，今年报告的监测范围拓展至出院主要诊断及其他诊断包含心血管病的住院患者，内容上更加聚焦医疗质量控制关键点，更加关注各省（自治区、直辖市）间医疗质量差异和地区内医院间医疗质量同质性。

本报告分析展现重点心血管疾病和技术的医疗服务能力、诊疗过程和结局质量以及地区和机构间差异等，并介绍医疗质量改进行动的进展和改进效果，旨在更好地指导各级卫生健康行政部门掌握全国心血管病医疗质量水平，发现医疗质量安全的薄弱环节，为制定相应政策提供循证依据；为帮助各级各类医疗机构全面了解心血管病医疗服务和质量安全工作形势，提高科学化、精细化管理水平提供数据支持。

本报告在编写过程中，得到了国家卫生健康委医政司，国家卫生健康委医院管理研究所，国家卫生健康委人体器官移植和医疗大数据中心，国家心血管系统疾病医疗质量控制中心专家委员会、各亚专业工作组、各省级质控中心，国家心血管病中心医学统计部的大力支持和积极配合。在此，谨向各参与单位和全体人员表示衷心的感谢！

由于数据规模、覆盖范围与编写时间等因素的限制，本报告在一定程度上还存在局限性，报告中的数据结果可能存在一定的偏差，不足和疏漏之处敬请广大同行批评指正，以使今后的报告更加臻于完善！

国家心血管系统疾病医疗质量控制中心

2024年1月

编 写 说 明

一、数据来源和范围

《2023年国家医疗服务与质量安全报告——心血管病专业分册》（以下简称《报告》）主要围绕2022年二级及以上医院的心血管病医疗服务与质量情况进行分析，分析对象为心血管病相关住院患者（心血管影像专业包含门诊患者），部分指标与2022年以前的情况进行对比分析。数据的主要来源包括：

1. 医院质量监测系统（hospital quality monitoring system，HQMS）2022年住院病案首页数据。2022年收治心血管病住院患者的医院共5648家（三级医院2169家，二级医院3479家，不含军队医院。《2022中国卫生健康统计年鉴》数据显示，2021年全国三级医院和二级医院的数量分别为3275家和10 848家）。出院诊断包含心血管病的住院患者5194.8万人次，其中出院主要诊断为心血管病的患者1246.2万人次。该部分数据用于分析医疗服务能力和诊疗结局指标。

2. 国家单病种质量管理与控制平台2020—2022年急性ST段抬高型心肌梗死、心力衰竭、心房颤动、冠状动脉旁路移植术、二尖瓣手术、主动脉瓣手术、主动脉腔内修复术7个病种/手术直报数据。2022年纳入分析的医院有1674家（三级医院1149家，二级医院521家，未定级医院4家，不含军队医院），接受上述治疗的住院患者共计20.4万人次。该部分数据用于分析相应病种/手术的诊疗过程指标。

3. 国家心血管病质控信息平台心律失常介入治疗2009—2022年直报数据。与各省级质控中心核对后，2022年最终纳入上报心律失常介入治疗数据的医院1838家，实施心律失常介入治疗31.5万例。该部分数据用于分析常见的心律失常介入治疗类型的诊疗过程指标。

4. 中国心血管外科注册登记系统（China cardiac surgery registry，CCSR）2022年冠状动脉旁路移植术、二尖瓣手术、主动脉瓣手术直报数据。上报三级医院67家，实施冠状动脉旁路移植术7097人次、二尖瓣手术2922人次、主动脉瓣手术2641人次。

5. 中国心血管影像技术应用现状调查数据。2022年抽取了171家医院（三级医院84家，二级医院87家）3259例患者影像资料。

6. 国家护理质量数据平台（China national database of nursing quality，CNDNQ）2020—2022年心血管护理质控指标监测数据。2022年有630家医院上报了心血管病区数据。

7. 国家卫生健康委官方网站公布的统计年鉴和其他数据信息。

8. 国内外学术期刊发表的心血管疾病医疗质量改进相关研究论文。

上述说明中的数据被《报告》纳入分析的数据总量，具体数据来源、范围和数量均在各章节内进行了说明。

二、主要内容

《报告》分为3个部分，分别是心血管病医疗服务总体情况、心血管病亚专业关键质控指标分析和心血管病医疗质量改进行动。主要内容为：

1. 心血管病医疗服务总体情况。主要分析心血管疾病总体医疗服务能力情况，包括心血管病医疗服务量、收治患者特征、心血管病重点诊疗技术开展情况等内容。

2. 心血管病亚专业医疗质量分析。分析冠心病、心力衰竭、高血压、心房颤动、肺动脉高压、心脏外科、血管外科、结构性心脏病介入、心律失常介入、体外循环与体外生命支持、心血管影像、心血管护理共12个专业的医疗服务能力、患者特征、诊疗过程指标、诊疗结局指标情况。

3. 心血管病医疗质量改进工作进展。介绍急性ST段抬高型心肌梗死、结构性心脏病介入、心律失常介入医疗质量改进行动的工作进展和成效。

三、统计说明

1.《报告》中，数据提取时涉及的疾病分类编码采用《疾病分类代码国家临床版2.0》（ICD-10），手术操作分类编码采用《手术操作分类代码国家临床版3.0》（ICD-9-CM-3）。

2. 由于《报告》涉及的数据源不断有数据补报和更新，所有分析均采用最新数据进行重新计算，因此数据分析结果与往年可能存在不一致的情况，如有差异，请以本年度报告为准。

3.《报告》中的治疗例数均为住院人次数，而非手术台数，如果同一次住院期间实施1次以上同类治疗，仍计为1例。

4. 非康复离院率：指离院方式为死亡或非医嘱离院的患者所占比例。非医嘱离院是病案首页中的"离院方式"之一，指患者未按照医嘱要求而自动出院的情形，如根据患者当前疾病状况应当继续住院治疗，但患者或家属出于个人原因要求放弃治疗而自动出院，此种出院并非由医务人员根据患者病情决定，属于非医嘱离院。

5. 风险标化：基于HQMS数据，纳入患者年龄、性别等人口学特征和合并症等临床特征，建立风险标化模型，用于在各省（自治区、直辖市）间诊疗结果差异比较时，平衡不同患者风险水平带来的影响。本报告在进行风险标化时，仅纳入了有效病例不少于50人次的医院（主动脉介入和主动脉开放手术为不少于20人次）。

6. 同质性评价：将同一省（自治区、直辖市）内各医院某一指标的四分位数间距（interquartile range，IQR）作为区域内医院间同质性的评价指标，IQR＝上四分位数（Q3）－下四分位数（Q1），数值越小代表省内医院间差异越小，同质化程度越高。采用四象限散点图，综合展示各省内某一指标平均水平与省内医院间同质性的分布情况，纵轴代表各省某一指标均值，横轴代表各省内的医院间四分位数间距，纵轴与横轴交叉点为某一指标的整体平均水平与各省医院间四分位数间距的平均水平。对于低优指标（如住院死亡率），在四象限散点图中越靠近左下方代表该省的医疗质量和同质性相对更优；对于高优指标（如药物使用率），在四象限散点图中越靠近左上方代表该省的医疗质量和同质性相对更优。需要注意的是省内同质性受各省的医院数量、每家医院的规模、收治患者数量、诊疗质量和患者病情等多种因素的影响，因此，在解读时需要结合各省的自身情况。

目　录

2

第一部分

心血管病医疗服务总体情况

本章重点分析2022年心血管病医疗资源和医疗服务能力总体情况。收治心血管病患者的医院、患者特征、出院诊断、手术及操作等信息来源于医院质量监测系统（hospital quality monitoring system，HQMS）数据。人口学信息来自《2022中国卫生健康统计年鉴》。

一、医疗服务量

1. 医院数量

HQMS数据显示，2022年收治心血管住院患者的医院有5648家，其中三级医院2169家，二级医院3479家。

2. 每百万人口医院数量

以《2022中国卫生健康统计年鉴》中的人口数作为基数，结合HQMS数据，2022年收治心血管病住院患者医院数量为4.0家/百万人口。各省（自治区、直辖市）的医院数量分布于2.8～19.8家/百万人口（图1-1-1）。

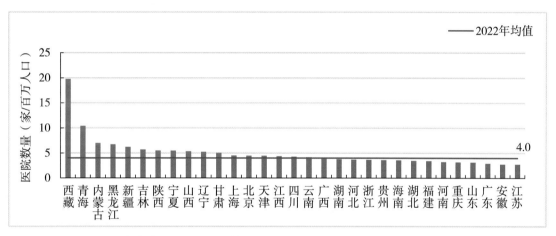

图1-1-1　2022年各省（自治区、直辖市）每百万人口收治心血管病住院患者的医院数量

3. 每百万人口三级医院数

收治心血管病住院患者的三级医院数量为1.5家/百万人口。各省（自治区、直辖市）的三级医院数量分布于0.7～3.2家/百万人口（图1-1-2）。

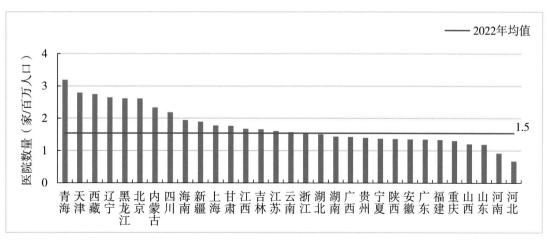

图1-1-2　2022年各省（自治区、直辖市）每百万人口收治心血管病住院患者的三级医院数量

二、收治心血管病住院患者情况

（一）出院诊断包含心血管病

2022年在HQMS系统登记的出院患者中，出院诊断（出院主要诊断或其他诊断）包含心血管病的住院患者5194.8万例，其中出院主要诊断为心血管病（以心血管病为主要原因住院）的患者1246.2万例，三级医院占68.6%（图1-1-3）。出院其他诊断含有心血管病（因非心血管病为主要原因住院）的患者3948.6万例，三级医院占68.0%。各省（自治区、直辖市）收治心血管病住院患者数量见图1-1-4。

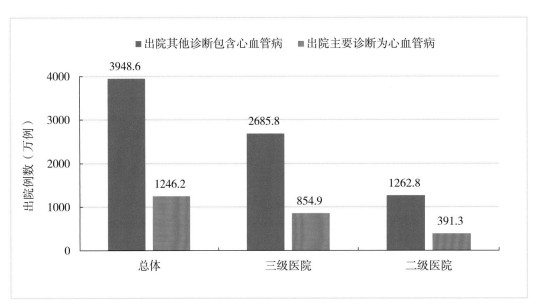

图1-1-3　2022年心血管病住院患者出院例数

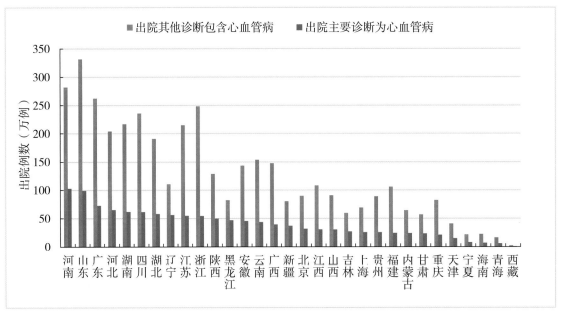

图1-1-4　2022年各省（自治区、直辖市）心血管病住院患者出院例数

注：西藏出院主要诊断为心血管病的患者0.78万例。

出院主要诊断为心血管病的患者占诊断中包含心血管病患者总数的24.0%，各省（自治区、直辖市）的占比见图1-1-5。

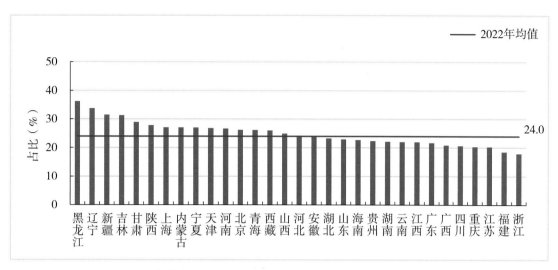

图1-1-5 2022年各省（自治区、直辖市）出院主要诊断为心血管病的患者占比

2022年出院患者中，出院诊断包含高血压的患者为3524.3万例，冠心病为1715.9万例，心力衰竭为1029.0万例，其他疾病或手术操作患者数量见图1-1-6。

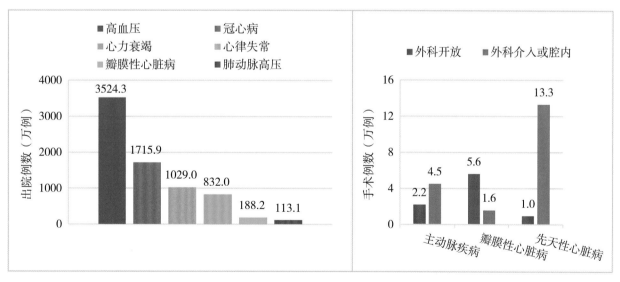

图1-1-6 2022年主要心血管疾病或手术操作例数

（二）出院主要诊断为心血管病

1. 患者特征

出院主要诊断为心血管病患者的平均年龄为（65.1±15.0）岁，女性少于男性。58.8%的患者合并高血压，28.0%合并脑卒中，14.8%合并慢性阻塞性肺疾病。与三级医院住院患者相比，二级医院的住院患者年龄更大，合并慢性阻塞性肺疾病或脑卒中的占比更高（表1-1-1）。

表1-1-1 2022年出院主要诊断为心血管病的住院患者特征

特征	总体	三级医院	二级医院
人口学特征			
年龄（岁）*	65.1±15.0	64.0±15.4	67.5±13.6
女性（%）	45.0	43.2	48.9
合并疾病（%）			
高血压	58.8	58.3	59.9
脑卒中	28.0	26.7	31.0
糖尿病	22.2	23.4	19.7
血脂异常	16.8	17.9	14.5
肝脏疾病	15.8	16.8	13.6
慢性阻塞性肺疾病	14.8	13.5	17.8
肾脏疾病	9.4	10.1	7.9
恶性肿瘤	1.4	1.6	1.1

注：*均数±标准差。

2. 院均收治例数

不同级别医院的心血管病收治能力呈偏态分布（图1-1-7），各医院收治主要出院诊断为心血管病的患者人次的中位数（四分位数间距）为1286（325，2878）例，其中三级医院为2912（1020，5458）例，二级医院为834（241，1736）例。各省（自治区、直辖市）的情况见图1-1-8。

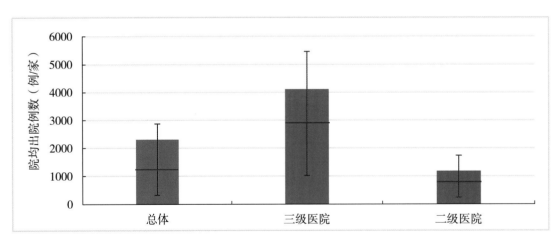

图1-1-7 2022年出院主要诊断为心血管病的住院患者院均出院例数
注：红线代表中位数，蓝色柱上缘为均数，误差线为四分位数间距。

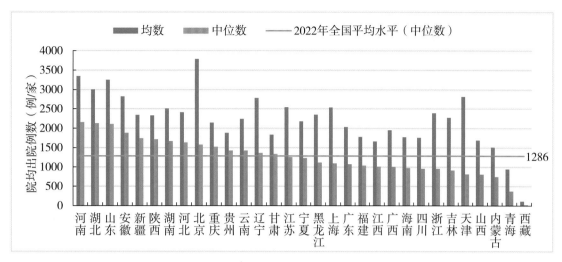

图 1-1-8　2022 年各省（自治区、直辖市）出院主要诊断为心血管病的患者院均出院例数

注：西藏的中位数为 28 例。

（三）出院其他诊断含有心血管病

出院其他诊断含有心血管病的患者占诊断中包含心血管病患者总数的 76.0%。上述患者出院主要诊断居前三的是脑血管病（15.6%）、恶性肿瘤（11.3%）和糖尿病（5.2%）。三级和二级医院患者的特点不同，三级医院患者的首位住院原因是恶性肿瘤及相关治疗，占三级医院收治数量的 14.3%。二级医院是脑血管病，占收治数量的 20.9%（图 1-1-9）。

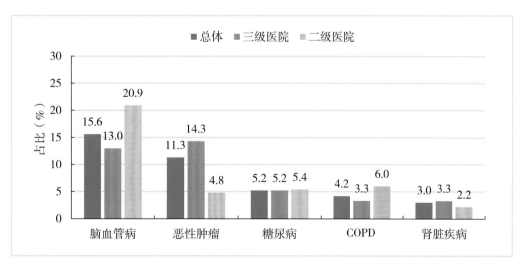

图 1-1-9　2022 年出院其他诊断含有心血管病的患者的主要住院原因

注：COPD，慢性阻塞性肺疾病。

三、心血管病重点诊疗技术开展情况

HQMS数据显示，2022年能够开展冠状动脉介入治疗（percutaneous coronary intervention，PCI）的医院有2910家，能够开展永久起搏器植入的医院有2370家，能够开展先天性心脏病介入治疗的医院有2068家（图1-1-10）。另外，能够同时开展9种心血管病重点诊疗技术的医院有317家，均为三级医院。

2022年开展PCI共137.6万例，开展导管消融、先天性心脏病介入手术、永久起搏器植入均超过10万例（图1-1-11）。另外，开展主动脉全弓置换术1.0万例，新生儿先心病手术1235例。三级医院开展PCI共118.6万例，占总数量的86.2%（图1-1-12）。能够开展上述诊疗技术的不同级别医院数量和开展诊疗技术数量的构成比见图1-1-12。

冠心病住院患者中冠状动脉介入治疗与冠状动脉旁路移植术的规模之比（PCI∶CABG）为28.8∶1。各省（自治区、直辖市）的PCI∶CABG比值和PCI数量见图1-1-13。PCI∶CABG比值最高（470.3）和最低（6.5）相差71.4倍。

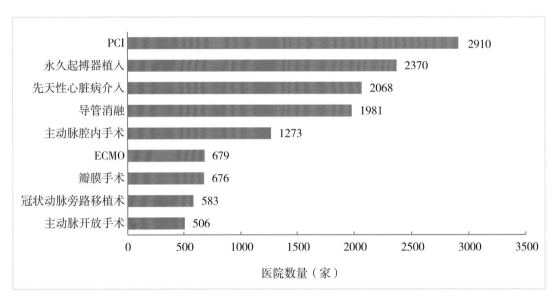

图1-1-10　2022年开展心血管病重点诊疗技术的医院数量
注：ECMO，体外膜氧合；PCI，冠状动脉介入治疗。

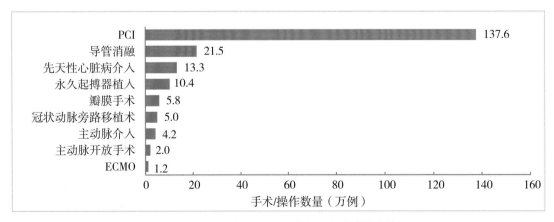

图1-1-11　2022年开展心血管病重点诊疗技术情况
注：ECMO，体外膜氧合；PCI，冠状动脉介入治疗。

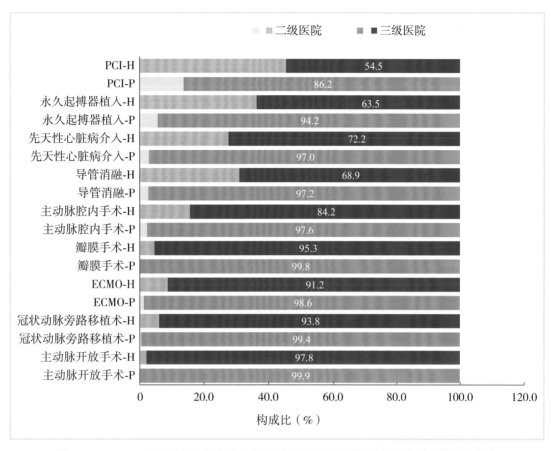

图 1-1-12　2022 年开展心血管病重点诊疗技术的不同级别医院和诊疗技术数量构成比

注：ECMO，体外膜氧合；PCI，冠状动脉介入治疗；H，代表医院数量构成比；P，代表诊疗技术实施数量构成比。

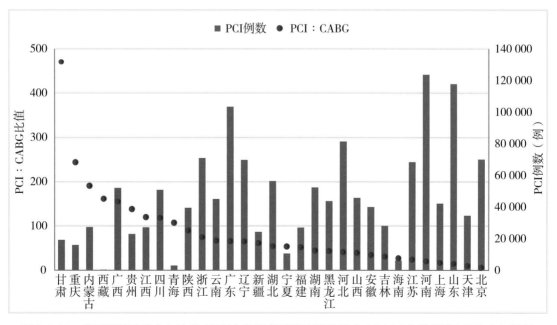

图 1-1-13　我国冠状动脉介入治疗（PCI）和冠状动脉旁路移植术（CABG）的规模之比和 PCI 数量

注：CABG，冠状动脉旁路移植术；PCI，冠状动脉介入治疗。西藏 PCI 例数为 485。

四、分析小结

1. 心血管病重点诊疗技术服务能力保持在较高水平，不同级别医院服务能力存在较大差异

2022年能够同时开展PCI、导管消融、永久起搏器植入、CABG、瓣膜手术、主动脉介入、主动脉开放手术、先天性心脏病介入和体外膜氧合（ECMO）治疗的医院有317家，已经连续三年持续稳定在300家以上。上述9种心血管病重要治疗技术中，能够开展PCI的医院最多，总数接近3000家，开展PCI超过137万例。目前国际上缺乏同期国家水平、系统化的心血管病重点诊疗技术的统计信息。已发表的国际注册登记研究显示，发达国家PCI的绝对数量和每百万人口的相对数量远低于我国。上述对比数据提示我国开展PCI能力和规模远超国际水平。与此同时，开展上述重点诊疗技术的不同级别医院数量和服务能力存在较大的不均衡。在能够开展PCI的医院中，二级医院数量占45.5%，完成了13.8%的PCI。能够开展永久起搏器植入的医院中，二级医院数量占36.5%，完成了5.8%的永久起搏器植入，能够开展导管消融手术的医院中，二级医院数量占31.1%，完成了2.8%的导管消融手术。因此，应以中共中央办公厅　国务院办公厅印发《关于进一步完善医疗卫生服务体系的意见》，推动全面建立中国特色优质高效的医疗卫生服务体系，为人民群众提供全方位、全周期健康服务为契机，借助①推进心血管病医学医疗中心建设；②以满足重大疾病临床需求为导向加强临床专科建设，组建专科联盟和远程医疗协作网络；③推进县域医共体建设等政策要求；进一步加快医疗资源向二级医院下沉的速度和重点手术操作的技术能力提升速度。

2. 心血管病医疗质量监测的疾病种类应进一步系统化和精细化

目前阶段心血管病质量控制主要关注ST段抬高型心肌梗死、心力衰竭、高血压、心房颤动、肺动脉高压、心脏外科主要术式（CABG和各类瓣膜手术）、主动脉腔内或外科手术、结构性心脏病（先天性心脏病和瓣膜性心脏病）介入治疗以及心律失常介入治疗9类心血管病或手术操作的医疗质量现况。心绞痛、感染性心内膜炎、心肌疾病和心包疾病尚未作为质量控制监测工作的重点。另外，2022年出院主要诊断为冠心病患者中仅8.0%的ST段抬高型心肌梗死住院患者的医疗质量得到了持续的监测和评估，剩余超过九成的冠心病住院患者尚未作为医疗质量控制的重点关注对象。另外，在832万心律失常住院患者中，目前主要对其中占比为3.4%的心房颤动患者的医疗质量进行持续监测。因此，未来应借助公立医院高质量发展、绩效考核指标体系建设、信息化建设和医疗质量与临床路径管理相结合的发展规划，进一步细化心血管病医疗质量监测的工作任务，完善监测体系。

3. 心血管病患者主要疾病类型较明确，非心血管病就医原因较集中

本年度报告首次将监测范围由出院主要诊断为心血管病的患者扩展至出院主要诊断或其他诊断含有心血管病的患者。数据显示，出院主要诊断为心血管病占全部心血管病住院患者的四分之一。同时，高血压、冠心病和心力衰竭患者住院次数超过千万。上述统计数据为心血管医疗体系建设提供了重点关注的疾病类型。心血管病患者因非心血管原因住院的前三位依次是脑血管病、恶性肿瘤及糖尿病，占比达到总数的20%、10%和5%，且不同级别医院间有明显差异。共患疾病的出现使心血管病患者的病情变得更加复杂，治疗难度增加，预后更差。上述发现为心血管疾病专业开展多学科诊疗能力的拓展提供了方向。以《全面提升医疗质量行动计划（2023—2025年）》的要求为契机，各级机构在临床实践中践行"以患者为中心，以疾病为链条"的救治理念，打破传统学科划分和专业设置壁垒，为心血管病患者提供多学科协作为基础的多共患病诊疗一站式服务。

主　　审：郑　哲　韩雅玲　董念国

执笔人：王　淼　刘佳敏　郭清芳

　　　　王雪莹　顾大川

第二部分

心血管病亚专业关键质控指标分析

一、冠心病

本章节主要分析急性ST段抬高型心肌梗死（ST-elevation myocardial infarction，STEMI）的诊疗质量。数据来源于HQMS和国家单病种质量管理与控制平台。HQMS数据用于分析2022年急性STEMI医疗服务量和结果质控指标，国家单病种质量管理与控制平台数据用于分析2020—2022年急性STEMI诊疗过程质控指标。

（一）医疗服务量

HQMS数据显示，2022年收治急性STEMI住院患者（出院主要诊断或其他诊断包含STEMI且年龄≥18岁）的医院有4923家，占HQMS中收治心血管病住院患者医院数量的87.2%，其中三级医院1926家，二级医院2997家。上述医院共收治急性STEMI住院患者69.7万例。其中三级医院50.4万例，二级医院19.3万例。

各省（自治区、直辖市）收治急性STEMI住院患者的医院数量及出院例数分别见图2-1-1和图2-1-2。

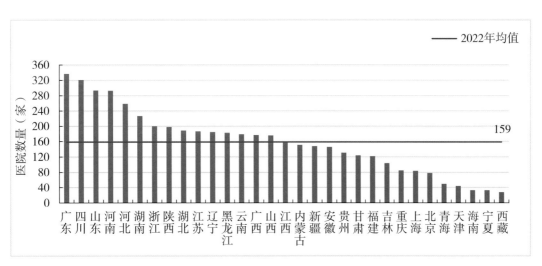

图2-1-1　2022年各省（自治区、直辖市）收治急性STEMI住院患者的医院数量

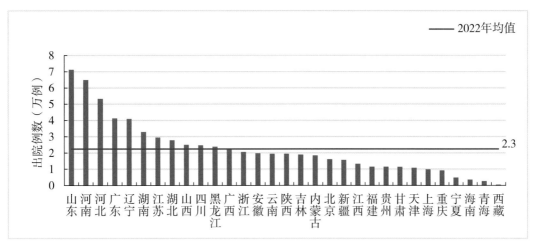

图2-1-2　2022年各省（自治区、直辖市）急性STEMI患者出院例数

急性STEMI住院患者平均年龄（65.2±13.4）岁，女性占28.1%（表2-1-1）。合并疾病居前三的是高血压、糖尿病和脑卒中，占比分别为52.4%、28.4%和20.5%，其他合并疾病情况见表2-1-1。

表2-1-1　2022年急性STEMI住院患者特征

特征	总体	三级医院	二级医院
人口学特征			
年龄（岁）*	65.2±13.4	64.6±13.4	66.8±13.3
女性（%）	28.1	26.7	31.9
合并疾病（%）			
高血压	52.4	53.0	50.9
糖尿病	28.4	29.8	25.0
脑卒中	20.5	19.9	22.1
血脂异常	17.0	18.7	12.9
肝脏疾病	16.4	17.9	12.5
肾脏疾病	12.8	13.9	9.9
慢性阻塞性肺疾病	10.5	10.0	11.8
恶性肿瘤	2.3	2.5	1.6

注：*均数±标准差。

（二）过程质控指标

2022年国家单病种质量管理与控制平台上报急性STEMI住院数据的医院共1674家，其中三级医院1149家。上述医院上报急性STEMI患者7.9万例（发病48小时内且年龄≥18岁），其中三级医院6.9万例，二级医院9958例。2020—2022年上报急性STEMI住院患者的医院数量和出院例数见表2-1-2。

表2-1-2　2020—2022年急性STEMI上报情况

	总体*			三级医院			二级医院		
	2020年	2021年	2022年	2020年	2021年	2022年	2020年	2021年	2022年
医院数量（家）	1739	1887	1674	1114	1240	1149	617	639	521
出院例数（万例）	7.4	8.5	7.9	6.5	7.6	6.9	0.9	0.9	1.0

注：*含未定级医院。

2022年上报患者的平均年龄为（62.7±13.1）岁，男性占78.4%，与2021年相当［平均年龄：（62.5±13.0）岁，男性：77.6%］。76.2%的患者通过急诊入院，18.5%通过门诊入院。2020—2022年不同级别医院的急性STEMI诊疗过程质控指标情况见表2-1-3。

表 2-1-3　2020—2022 年不同级别医院急性 STEMI 诊疗过程质控指标

指标（%）	总体			三级医院			二级医院		
	2020年	2021年	2022年	2020年	2021年	2022年	2020年	2021年	2022年
到院10分钟内完成12导联（及以上）心电图检查率	59.4	55.3	54.7	58.6	54.5	53.5	64.5	62.6	63.2
到院1小时内阿司匹林治疗率	64.0	56.7	55.7	62.7	55.3	54.0	72.9	67.8	67.3
到院1小时P2Y12受体拮抗剂治疗率	63.7	56.0	55.0	62.3	54.6	53.3	72.8	67.0	66.6
发病24小时内再灌注治疗率	71.9	79.9	78.8	71.3	80.0	79.0	76.1	79.6	77.2
发病12小时内再灌注治疗率	73.7	81.9	80.9	72.9	81.8	81.0	79.0	82.4	79.8
发病24小时内到院90分钟内进行直接PCI的比率	37.6	43.6	47.2	38.2	43.9	47.6	33.0	40.6	44.8
发病12小时内到院90分钟内进行直接PCI的比率	39.9	46.0	49.6	40.6	46.4	50.0	34.9	42.5	46.6
发病24小时内到院30分钟内给予静脉溶栓治疗的比率	33.6	34.3	36.5	25.1	28.6	28.9	45.0	46.6	53.3
发病12小时内到院30分钟内给予静脉溶栓治疗的比率	34.8	35.7	37.4	26.2	30.1	29.8	45.8	47.3	53.7
到院24小时内β受体阻滞剂治疗率	52.3	51.5	50.6	52.3	51.8	50.8	51.7	49.3	48.9
住院期间应用超声心动图评价左心室射血分数的比率	63.8	64.6	64.0	65.2	65.3	64.8	55.3	58.5	58.7
出院阿司匹林使用率	90.0	86.4	82.9	90.1	86.3	82.1	89.0	87.8	88.8
出院P2Y12受体拮抗剂使用率	89.0	85.7	85.4	89.2	85.5	84.9	88.0	87.5	89.0
出院β受体阻滞剂使用率	65.7	64.5	65.0	66.3	64.9	65.3	60.9	61.4	62.5
出院血管紧张素转换酶抑制剂或血管紧张素Ⅱ受体拮抗剂使用率	47.4	50.2	49.7	47.7	50.2	49.8	44.3	49.6	49.5
出院他汀类药物使用率	89.7	87.4	86.8	89.0	87.3	86.3	88.2	88.2	90.0

1. 到院10分钟内完成12导联（及以上）心电图检查率

2022年到院10分钟内完成12导联（及以上）心电图检查率为54.7%，与2021年（55.3%）基本持平，较2020年（59.4%）有所下降。2022年三级医院（53.5%）低于二级医院（63.2%）（图2-1-3）。2022年到院进行心电图检查平均中位时间为7（3，26）分钟。

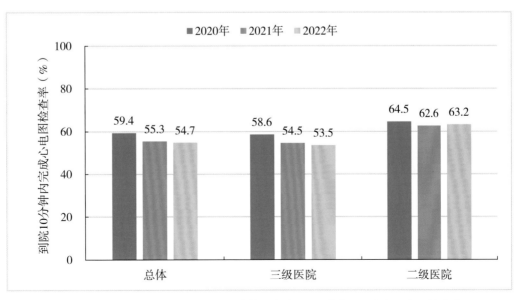

图2-1-3　急性STEMI患者到院10分钟内完成12导联（及以上）心电图检查率

2. 到院1小时内阿司匹林治疗率

2022年到院1小时内阿司匹林治疗率为55.7%，与2021年（56.7%）基本持平，较2020年（64.0%）有所下降。2022年三级医院（54.0%）低于二级医院（67.3%）（图2-1-4）。

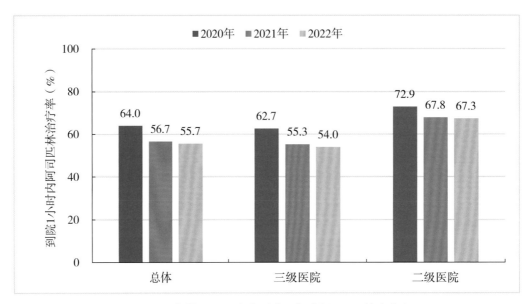

图2-1-4   急性STEMI患者到院1小时内阿司匹林治疗率

3. 到院1小时内P2Y12受体拮抗剂治疗率

2022年到院1小时内P2Y12受体拮抗剂治疗率为55.0%，与2021年（56.0%）基本持平，较2020年（63.7%）有所下降。2022年三级医院（53.3%）低于二级医院（66.6%）（图2-1-5）。

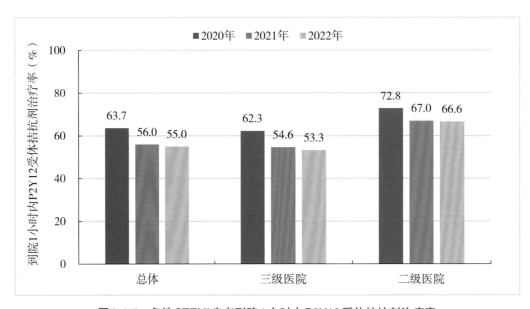

图2-1-5   急性STEMI患者到院1小时内P2Y12受体拮抗剂治疗率

4. 发病24小时内再灌注治疗率

2022年发病24小时内再灌注治疗率为78.8%，三级医院和二级医院分别为79.0%、77.2%（图2-1-6）。三级医院直接经皮冠状动脉介入治疗（PCI）比例高于二级医院，但溶栓比例低于二级医院（表2-1-4）。

表2-1-4 2022年发病24小时内接受不同再灌注治疗方式情况 单位：%

再灌注治疗方式	比例		
	总体	三级医院	二级医院
介入治疗	93.9	95.2	84.7
溶栓	3.8	2.8	10.7
溶栓+介入治疗	2.3	1.9	4.6

2022年发病24小时内再灌注治疗率略低于2021年（79.9%），较2020年（71.9%）明显升高。2022年三级医院（79.0%）略高于二级医院（77.2%）（图2-1-6）。

发病12小时内到院再灌注治疗率为80.9%，略低于2021年（81.9%），较2020年（73.7%）明显升高。2022年三级医院（81.0%）略高于二级医院（79.8%）。

2022年各省（自治区、直辖市）24小时内再灌注率存在差异，最高为90.8%，最低为57.6%。2020—2022年，6个省（自治区、直辖市）呈逐年上升趋势，6个省（自治区、直辖市）呈逐年下降趋势（图2-1-7）。

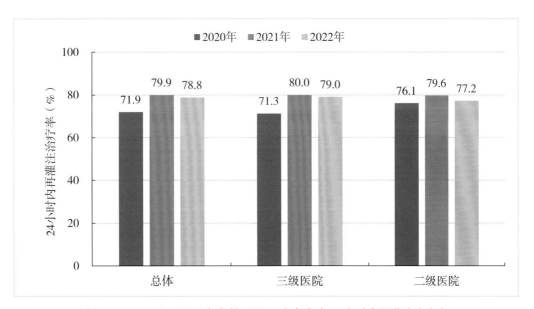

图2-1-6 2020—2022年急性STEMI患者发病24小时内再灌注治疗率

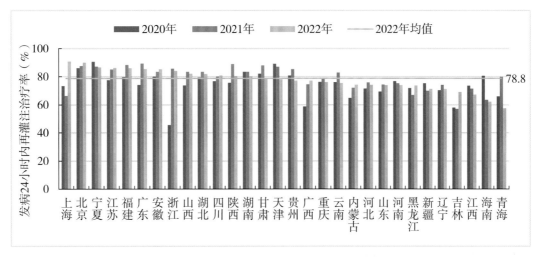

图2-1-7 2020—2022年各省（自治区、直辖市）急性STEMI患者发病24小时内再灌注治疗率

注：按照2022年再灌注治疗率从高到低排序。西藏未纳入。

5. 发病24小时内到院90分钟内进行直接PCI的比例

2022年发病24小时内到院90分钟内进行直接PCI的比例为47.2%，较2021年（43.6%）、2020年（37.6%）逐年提升。2022年三级医院（47.6%）高于二级医院（44.8%）。3年间三级医院和二级医院的变化均呈上升趋势（图2-1-8）。

2020—2022年发病12小时内到院90分钟内进行直接PCI的比例依次为39.9%、46.0%和49.6%，三级医院为40.6%、46.4%和50.0%，二级医院为34.9%、42.5%和46.6%。

2022年各省（自治区、直辖市）发病24小时内到院90分钟内进行直接PCI的比例存在差异，最高（60.5%）与最低（21.7%）相差1.8倍。2020—2022年，10个省（自治区、直辖市）呈逐年上升趋势，2个省（自治区、直辖市）呈逐年下降趋势（图2-1-9）。

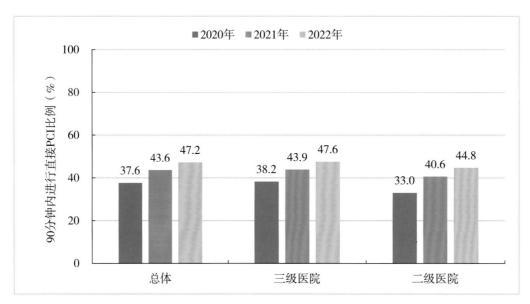

图2-1-8　急性STEMI患者发病24小时内到院90分钟内进行直接PCI的比例

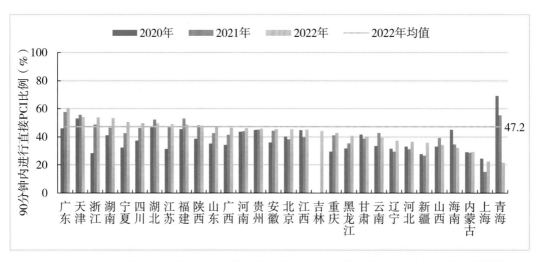

图2-1-9　2020—2022年各省（自治区、直辖市）急性STEMI患者发病24小时内到院90分钟内进行直接PCI的比例

注：按照2022年的比例从高到低排序。2020—2021年吉林未纳入。西藏未纳入。

6. 发病24小时内到院30分钟内给予静脉溶栓治疗的比例

2022年发病24小时内到院30分钟内给予静脉溶栓治疗的比例为36.5%，较2021年（34.3%）、2020年（33.6%）逐年提升。2022年三级医院（28.9%）明显低于二级医院（53.3%）。3年间三级医院和二级医院的变化趋势与总体一致，呈上升趋势（图2-1-10）。

2020—2022年发病12小时内到院30分钟内溶栓治疗的比例依次为34.8%、35.7%和37.4%，三级医院为26.2%、30.1%和29.8%，二级医院为45.8%、47.3%和53.7%。

2022年各省（自治区、直辖市）发病24小时内到院30分钟内给予静脉溶栓治疗的比例存在差异，最高（61.7%）与最低（4.0%）相差14.4倍。2020—2022年，9个省（自治区、直辖市）呈逐年上升趋势，7个省（自治区、直辖市）呈逐年下降趋势（图2-1-11）。

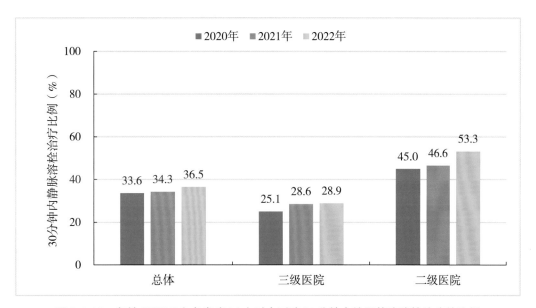

图2-1-10　急性STEMI患者发病24小时内到院30分钟内给予静脉溶栓治疗的比例

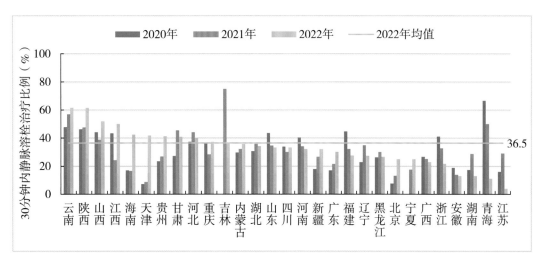

图2-1-11　2020—2022年各省（自治区、直辖市）急性STEMI患者发病24小时内到院30分钟内给予静脉溶栓治疗的比例

注：按照2022年的比例从高到低排序。2020年吉林、宁夏未纳入。上海、西藏未纳入。

7. 到院24小时内β受体阻滞剂治疗率

2022年到院24小时内β受体阻滞剂治疗率为50.6%，较2021年（51.5%）、2020年（52.3%）略有下降。2022年三级医院（50.8%）高于二级医院（48.9%）。3年间三级医院和二级医院的变化与总体趋势一致，略有下降（图2-1-12）。

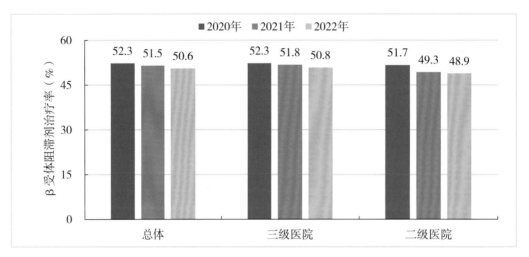

图2-1-12　急性STEMI患者到院24小时内β受体阻滞剂治疗率

8. 住院期间应用超声心动图评价左心室射血分数的比例

2022年住院期间应用超声心动图评价左心室射血分数的比例为64.0%，与2021年（64.6%）、2020年（63.8%）基本持平。2022年三级医院（64.8%）高于二级医院（58.7%），但3年间二级医院呈上升趋势（图2-1-13）。

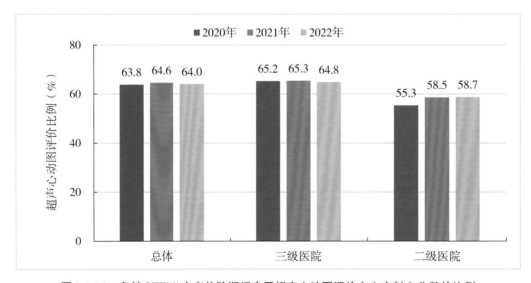

图2-1-13　急性STEMI患者住院期间应用超声心动图评价左心室射血分数的比例

9. 出院阿司匹林使用率

2022年出院阿司匹林使用率为82.9%，较2021年（86.4%）、2020年（90.0%）有所下降。2022年三级医院（82.1%）低于二级医院（88.8%）（图2-1-14）。

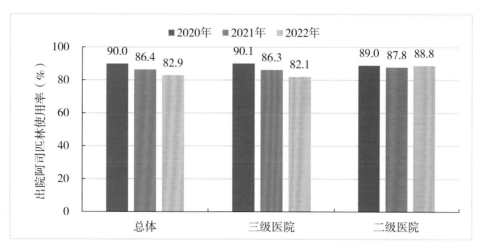

图2-1-14　急性STEMI患者出院阿司匹林使用率

10. 出院P2Y12受体拮抗剂使用率

2022年出院P2Y12受体拮抗剂使用率为85.4%，与2021年（85.7%）基本相当，低于2020年（89.0%）。2022年三级医院（84.9%）低于二级医院（89.0%）。3年间三级医院使用情况呈下降趋势（图2-1-15）。

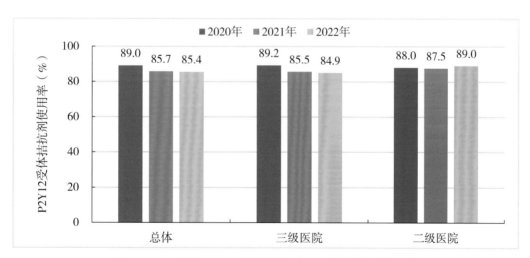

图2-1-15　急性STEMI患者出院P2Y12受体拮抗剂使用率

11. 出院β受体阻滞剂使用率

2022年出院β受体阻滞剂使用率为65.0%，三级医院（65.3%）高于二级医院（62.5%）。3年间出院β受体阻滞剂使用率基本持平（图2-1-16）。

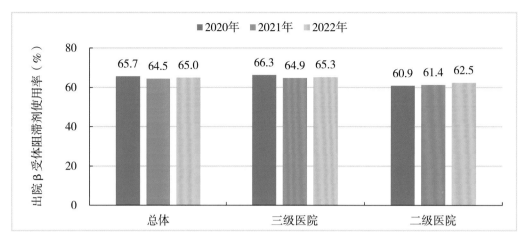

图2-1-16　急性STEMI患者出院β受体阻滞剂使用率

12. 出院血管紧张素转换酶抑制剂（ACEI）或血管紧张素Ⅱ受体拮抗剂（ARB）使用率

2022年ACEI或ARB使用率为49.7%，与2021年基本相当（50.2%），高于2020年（47.4%）。2022年三级医院（49.8%）与二级医院（49.5%）相当（图2-1-17）。

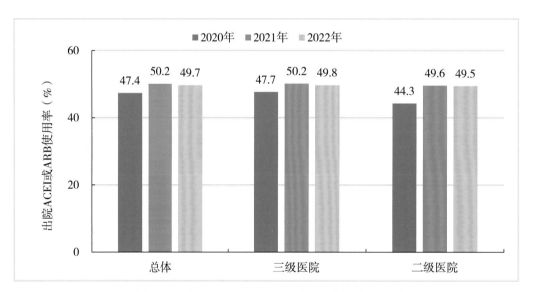

图2-1-17　急性STEMI患者出院ACEI或ARB使用率

13. 出院他汀类药物使用率

2022年出院他汀类药物使用率为86.8%，与2021年基本相当（87.4%），低于2020年（89.7%）。2022年三级医院（86.3%）低于二级医院（90.0%）。3年间三级医院使用情况略呈下降趋势，二级医院呈上升趋势（图2-1-18）。

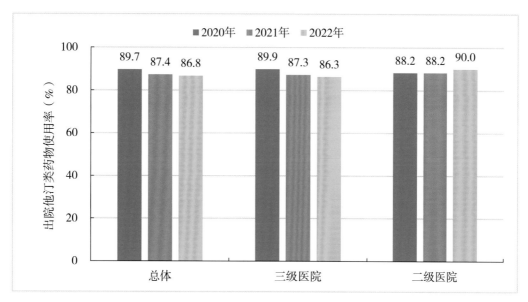

图2-1-18　急性STEMI患者出院他汀类药物使用率

（三）结果质控指标

1. 住院时长

HQMS数据显示，2022年急性STEMI患者中位住院时长为7（5，10）天，三级医院7（5，10）天，二级医院7（2，10）天。各省（自治区、直辖市）中位住院时长存在差异，最长为9天，最短为7天（图2-1-19）。

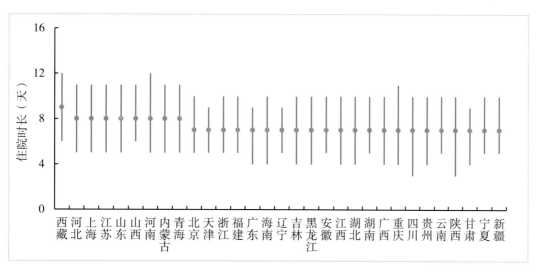

图2-1-19　2022年各省（自治区、直辖市）急性STEMI患者住院时长

注：蓝线代表四分位数间距，橘色点代表中位数。

2. 住院死亡率

急性STEMI患者住院死亡率为6.6%，三级医院和二级医院分别为6.5%、6.7%。调整患者年龄、性别等人口学特征，以及合并症等临床特征，计算医院水平风险标化住院死亡率为6.4%，三级医院和二级医院均为6.4%。

各省（自治区、直辖市）急性STEMI患者住院死亡率和风险标化住院死亡率见图2-1-20。风险标化住院死亡率最高（11.0%）和最低（2.8%）相差2.9倍。

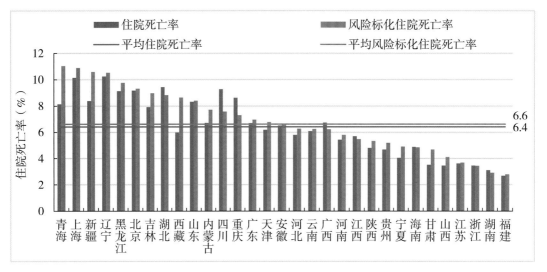

图2-1-20　2022年各省（自治区、直辖市）急性STEMI患者住院死亡率

注：按照2022年风险标化住院死亡率从高到低排序。

以各省（自治区、直辖市）内医院间住院死亡率的四分位数间距（四分位数间距＝上四分位数－下四分位数，数值越小代表省内医院间差异越小）作为地区内的医院间变异大小的评价指标。2022年，有22个省（自治区、直辖市）的急性STEMI患者住院死亡率地区内的医院间变异小于整体平均水平（图2-1-21）。

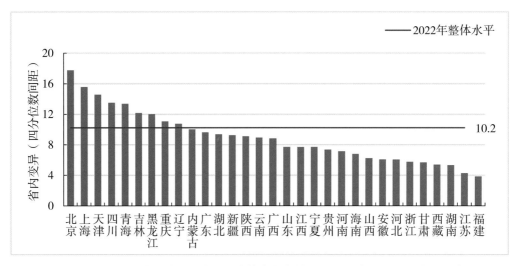

图2-1-21　2022年各省（自治区、直辖市）急性STEMI患者住院死亡率同质性

有16个省（自治区、直辖市）的住院死亡率低于整体平均水平，且地区内医院间的变异小于整体医院间的平均变异水平。8个省（自治区、直辖市）的住院死亡率高于整体水平，且地区内的医院间变异大于整体医院间的变异水平。6个省（自治区、直辖市）住院死亡率高于整体水平，地区内的医院间变异小于整体医院间的变异水平。1个省（自治区、直辖市）的住院死亡率低于整体水平，地区内的医院间变异大于整体医院间的变异水平（图2-1-22）。

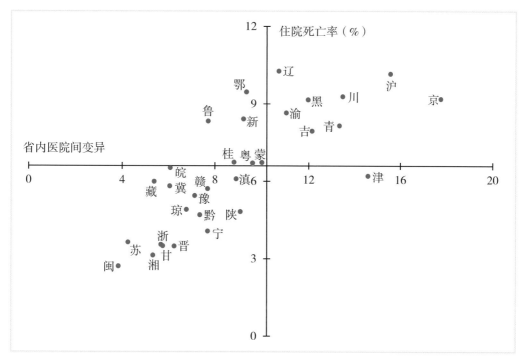

图2-1-22　2022年各省（自治区、直辖市）急性STEMI患者住院死亡率与地区内的医院间变异的分布

注：纵轴，住院死亡率地区内整体水平（代表医疗质量地区内的平均水平）。横轴，基于医院水平的住院死亡率四分位数间距（采用四分位数间距展示医疗质量地区内的医院间变异）。纵轴与横轴交叉点为住院死亡率平均水平和医院间变异的均值（6.6，10.2），纵轴左侧的省（自治区、直辖市）代表该地区的住院死亡率地区内的医院间变异低于整体平均水平，横轴上方的省（自治区、直辖市）代表该地区的住院死亡率高于整体平均水平。

住院死亡率低于整体水平，且地区内的医院间变异小于整体医院间变异水平的地区有安徽、云南、河北、江西、河南、海南、陕西、贵州、宁夏、江苏、甘肃、浙江、山西、湖南、福建、西藏。

住院死亡率高于整体水平，且地区内的医院间变异大于整体医院间变异水平的地区有北京、上海、四川、青海、吉林、黑龙江、重庆、辽宁。

住院死亡率低于整体水平，地区内的医院间变异大于整体医院间变异水平的地区有天津。

住院死亡率高于整体水平，地区内的医院间变异小于整体医院间变异水平的地区有内蒙古、广东、湖北、新疆、广西、山东。

3. 非康复离院率

急性STEMI住院患者非康复离院率（离院方式为住院死亡或非医嘱离院）为17.2%，三级医院和二级医院分别为16.3%、19.3%（图2-1-23）。调整患者年龄、性别等人口学特征，以及合并症等临床特征，计算医院水平风险标化非康复离院率为17.0%（图2-1-23）。

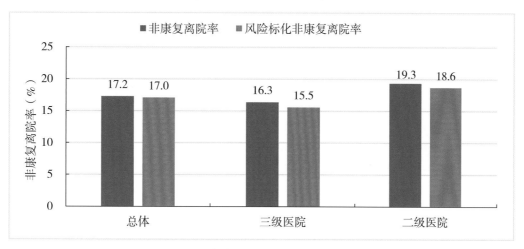

图2-1-23　2022年急性STEMI住院患者非康复离院率

各省（自治区、直辖市）急性STEMI住院患者非康复离院率及风险标化非康复离院率见图2-1-24。风险标化非康复离院率最高（27.4%）和最低（9.6%）相差1.9倍。

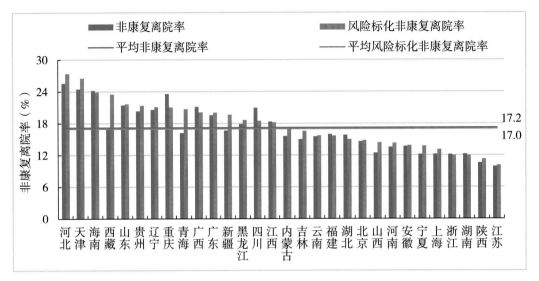

图2-1-24　2022年各省（自治区、直辖市）急性STEMI患者非康复离院率

注：按照2022年风险标化非康复离院率从高到低排序。

以各省（自治区、直辖市）内医院间非康复离院率的四分位数间距作为地区内的医院间变异大小的评价指标。2022年，有21个省（自治区、直辖市）的急性STEMI患者非康复离院率地区内的医院间变异小于整体平均水平（图2-1-25）。

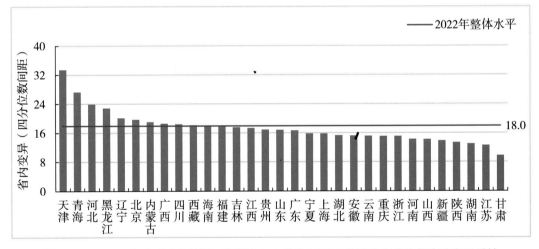

图2-1-25　2022年各省（自治区、直辖市）内急性STEMI住院患者非康复离院率同质性

有15个省（自治区、直辖市）的非康复离院率低于整体平均水平，且地区内医院间的变异小于整体医院间的平均变异水平（图2-1-26）。6个省（自治区、直辖市）的非康复离院率高于整体水平，且地区内医院间的变异大于整体医院间的变异水平。6个省（自治区、直辖市）非康复离院率高于整体水平，地区内医院间的变异小于整体医院间的变异水平。3个省（自治区、直辖市）的非康复离院率低于整体水平，地区内的医院间变异大于整体医院间的变异水平。

4. 30天再入院率

急性STEMI住院患者30天再入院率为10.3%，三级医院和二级医院分别为11.3%和7.6%。各省（自治区、直辖市）30天再入院率见图2-1-27，最高（19.6%）和最低（4.1%）相差3.8倍。

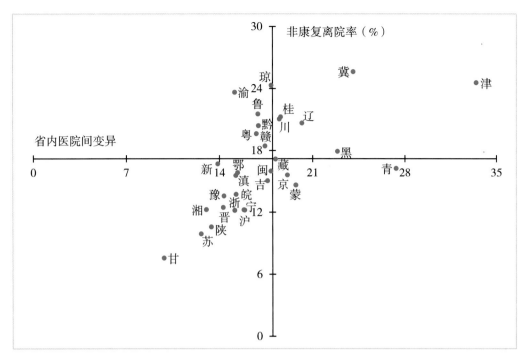

图2-1-26　2022年各省（自治区、直辖市）急性STEMI住院患者非康复离院率与地区内的医院间变异的分布

注：纵轴，非康复离院率地区内整体水平（代表医疗质量地区内的平均水平）。横轴，基于医院水平的非康复离院率四分位数间距（采用四分位数间距展示医疗质量地区内的医院间变异）。纵轴与横轴交叉点为非康复离院率平均水平和医院间变异的均值（17.2，18.0），纵轴左侧的省（自治区、直辖市）代表该地区的非康复离院率地区内的医院间变异低于整体平均水平，横轴上方的省（自治区、直辖市）代表该地区的非康复离院率高于整体平均水平。

非康复离院率低于整体水平，且地区内的医院间变异小于整体医院间变异水平的地区有福建、吉林、宁夏、上海、湖北、安徽、云南、浙江、河南、山西、新疆、陕西、湖南、江苏、甘肃。

非康复离院率高于整体水平，且地区内的医院间变异大于整体医院间变异水平的地区有天津、河北、黑龙江、辽宁、广西、四川。

非康复离院率低于整体水平，地区内的医院间变异大于整体医院间变异水平的地区有青海、北京、内蒙古。

非康复离院率高于整体水平，地区内的医院间变异小于整体医院间变异水平的地区有海南、江西、贵州、山东、广东、重庆。

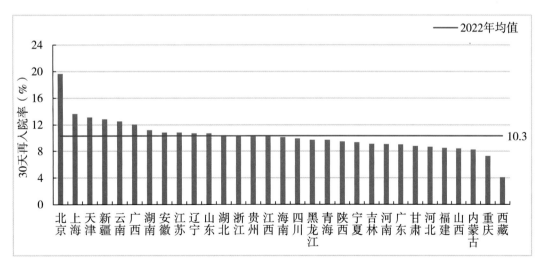

图2-1-27　2022年各省（自治区、直辖市）急性STEMI住院患者30天再入院率

（四）分析小结

经过近年的医疗质量控制评价和改进，急性STEMI救治整体医疗质量有所提升，同时二级医院与三级医院之间的差距在逐渐缩小，不同级别医院间整体再灌注率与循证药物应用的情况基本相当，虽

然各省市间整体再灌注治疗率存在高低差异，但各省市间的差距在逐渐缩小。另外，一些质控指标在地区内的医院间变异大于整体医院间的变异水平，值得进一步关注。此外，国家心血管系统疾病医疗质量控制中心在2021年5月印发了《国家心血管病医疗质量改进行动方案（2021—2023）》，提出全面推进"提高发病12小时内急性ST段抬高型心肌梗死再灌注治疗率"医疗质量改进行动。随着近年来医疗质量改进行动的不断推进，在各地区质控中心及各级医疗机构的共同努力下，急性STEMI再灌注治疗率较前有明显提升，90分钟内PCI率及30分钟内溶栓率等及时再灌注率呈逐年上升趋势。然而在医疗质量改善的同时仍存在着如下一些问题。

1. 2022年再灌注治疗率较2021年有所下降，未达到预定目标值，较发达国家仍有差距，且及时再灌注率仍然较低

对急性STEMI患者进行及时有效的再灌注治疗是改善患者预后的关键。同时再灌注治疗方式及再灌注治疗比例与临床结局密切相关。根据国家单病种质量管理与控制平台数据分析，2022年急性STEMI患者发病24小时内再灌注治疗率为78.8%，较2020年的71.9%提升明显，但低于2021年的79.9%。另外，虽然整体再灌注治疗率较2014—2019年（61.0%）有明显提升，但依然低于部分发达国家。2022年发病12小时内再灌注治疗率为80.9%，未达到医疗质量改进行动既定目标（2022年底发病12小时内的STEMI患者再灌注治疗率达到83%）。同时，2022年发病24小时内STEMI患者到院90分钟内进行直接PCI的比例为47.2%，30分钟内给予静脉溶栓治疗的比例为36.5%。再灌注治疗的及时性虽在逐年改善，但与部分发达国家相比仍有较大差距。为提高再灌注治疗率及其及时性，在未来的质量改进行动中应重点建立院前一键激活体系，联合区域院前急救团队建立院前院内一体化网络，减少院前延误；各级医疗机构应建立再灌注治疗团体及制定标准化流程。同时，针对再灌注治疗过程中获取手术知情同意这一重要的限速环节，应通过健康教育、媒体宣传提高患者及家属对再灌注治疗重要性及时间紧迫性的认识，增加依从性。此外，需要充分利用现有国家单病种质量管理与控制平台，建立定期数据分析反馈评价改进机制和激励约束机制，明确改进方向，提出改进方案，制定实施计划，通过激励约束机制促进实施，推动目标的持续改进。

2. 未行再灌注治疗的原因不明确

数据显示，约20%的STEMI患者未在有效时间内进行再灌注治疗，严重影响患者预后。而患者未行再灌注治疗的原因目前尚未进行充分的调研，同时，也未作为医疗质量监测的内容。明确患者未再灌注治疗原因对于发现治疗延误环节以及明确改进方向至关重要。根据目前临床经验，患者未行再灌注治疗的院方因素有患者未被及时有效识别，医院缺乏再灌注治疗手段，患者高龄或病情危重手术风险高，患方因素有患者存在再灌注禁忌证，患者及家属未充分了解病情拒绝手术，患者经济条件差等。建议今后增加未行再灌注治疗原因的调查，明确主要影响因素，确立医疗质量改进方向，促进再灌注治疗率的提升。

3. 循证药物使用仍有提升空间

药物治疗是改善STEMI患者预后的基石，目前国内和国际相关指南均明确推荐所有无禁忌证的急性STEMI患者应在入院24小时内尽早应用阿司匹林、P2Y12受体拮抗剂和β受体阻滞剂。出院带药中也推荐适宜患者应用阿司匹林、P2Y12受体拮抗剂、β受体阻滞剂、ACEI/ARB和他汀类药物。国家单病种质量管理与控制平台数据显示，2022年上述药物使用率较2021年及2020年呈下降趋势，且低于发达国家水平。STEMI患者规范应用循证药物能改善患者长期预后，减少再发心肌梗死、支架内血栓、左室重构及心力衰竭等相关风险。需要继续推动各级医院加强STEMI患者规范化治疗的培训和管理，以进一步改善患者预后，提高整体医疗质量。

主　　审：韩雅玲　陈纪言　杨伟宪

执笔人：刘　帅　王虹剑

二、心力衰竭

本部分数据来源于HQMS和国家单病种质量管理与控制平台，HQMS数据用于分析2022年心力衰竭医疗服务量和结果质控指标，国家单病种质量管理与控制平台数据用于分析2020—2022年心力衰竭诊疗过程质控指标。

（一）医疗服务量

HQMS数据显示，2022年收治心力衰竭住院患者（出院主要诊断或其他诊断包含心力衰竭且年龄≥18岁）的医院有5402家，占HQMS中收治心血管病住院患者医院数量的95.6%，其中三级医院2078家，二级医院3324家。上述医院共收治心力衰竭住院患者1029.0万例，其中三级医院627.7万例，二级医院401.3万例。

各省（自治区、直辖市）收治心力衰竭住院患者的医院数量及出院例数分别见图2-2-1和图2-2-2。

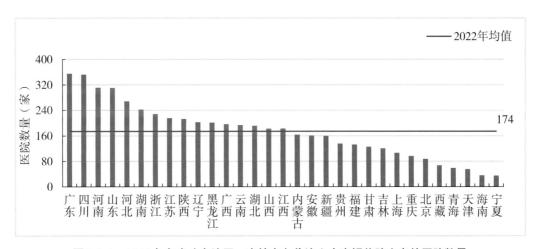

图2-2-1　2022年各省（自治区、直辖市）收治心力衰竭住院患者的医院数量

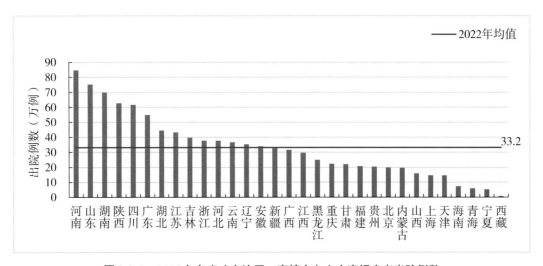

图2-2-2　2022年各省（自治区、直辖市）心力衰竭患者出院例数

2022年收治的心力衰竭住院患者平均年龄为（71.0±12.7）岁，女性占44.6%（表2-2-1）。68.9%的心力衰竭住院患者合并冠心病，58.6%的患者合并高血压，34.2%的患者合并脑卒中，合并其他疾病情况见表2-2-1。

表2-2-1　2022年心力衰竭住院患者特征

特征	总体	三级医院	二级医院
人口学特征			
年龄（岁）*	71.0±12.7	70.5±13.2	71.9±11.9
女性（%）	44.6	42.8	47.3
合并疾病（%）			
冠心病	68.9	67.2	71.6
高血压	58.6	59.5	57.2
脑卒中	34.2	32.3	37.2
慢性阻塞性肺疾病	27.1	25.0	30.5
糖尿病	26.0	28.0	22.9
心房颤动/扑动	19.9	21.1	18.1
肾脏疾病	19.3	22.5	14.3
肝脏疾病	16.9	18.5	14.5
血脂异常	11.5	12.2	10.6
恶性肿瘤	5.1	6.2	3.5

注：*均数±标准差。

（二）过程质控指标

国家单病种质量管理与控制平台数据显示，2022年上报心力衰竭患者数据大于100例的医院有643家，其中三级医院511家（79.5%）。

1. 心力衰竭患者入院24小时内利钠肽检测率

2022年心力衰竭住院患者入院24小时内利钠肽检测率为44.3%，较2020年、2021年有所提升。三级医院和二级医院分别为44.1%、45.4%（图2-2-3）。

2020—2022年，有3个省（自治区、直辖市）的入院24小时内利钠肽检测率呈逐年下降趋势，有8个省（自治区、直辖市）呈逐年上升趋势（图2-2-4）。

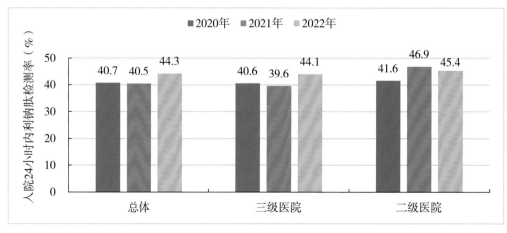

图2-2-3　2020—2022年心力衰竭患者入院24小时内利钠肽检测率

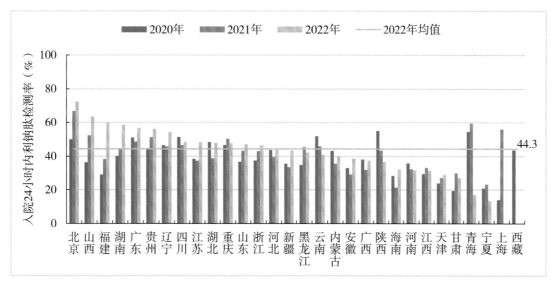

图 2-2-4　2020—2022 年各省（自治区、直辖市）心力衰竭患者入院 24 小时内利钠肽检测率

注：按照 2022 年检测率从高到低排序。2022 年上海未纳入。2021—2022 年西藏未纳入。吉林未纳入。

2. 心力衰竭患者入院 48 小时内心脏功能评估率

2022 年心力衰竭住院患者入院 48 小时内心脏功能评估率为 47.3%，较 2020 年、2021 年有所提升。三级医院和二级医院分别为 47.3%、47.4%（图 2-2-5）。

2020—2022 年，有 3 个省（自治区、直辖市）的入院 48 小时内心脏功能评估率呈逐年下降趋势，有 12 个省（自治区、直辖市）呈逐年上升趋势（图 2-2-6）。

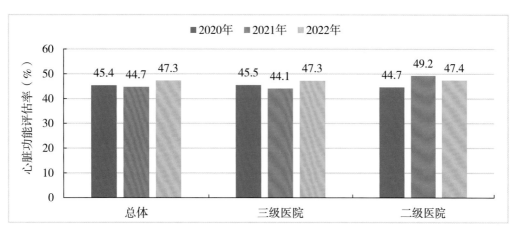

图 2-2-5　2020—2022 年心力衰竭患者入院 48 小时内心脏功能评估率

3. 心力衰竭伴容量超负荷患者住院期间利尿剂治疗率

2022 年心力衰竭伴容量超负荷患者住院期间利尿剂治疗率为 99.3%，呈现逐年递增趋势。三级医院和二级医院分别为 99.4%、99.2%，也呈现逐年递增的趋势（图 2-2-7）。各省（自治区、直辖市）的治疗率见图 2-2-8。

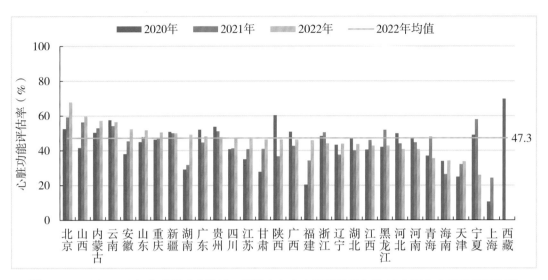

图 2-2-6　2020—2022年各省（自治区、直辖市）心力衰竭患者入院48小时内心脏功能评估率

注：按照2022年评估率从高到低排序。2022年上海未纳入。2021—2022年西藏未纳入。吉林未纳入。

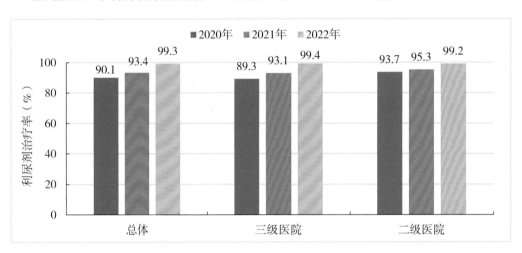

图 2-2-7　2020—2022年心力衰竭伴容量超负荷患者住院期间利尿剂治疗率

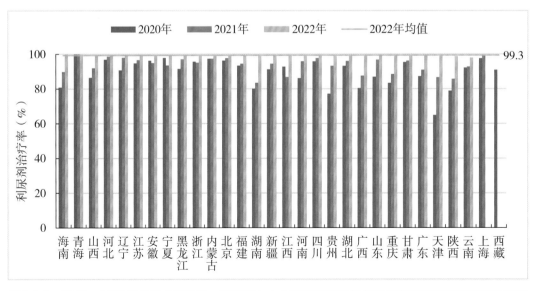

图 2-2-8　2020—2022年各省（自治区、直辖市）心力衰竭伴容量超负荷患者住院期间利尿剂治疗率

注：按照2022年治疗率从高到低排序。2022年上海未纳入。2021—2022年西藏未纳入。吉林未纳入。

4. 心力衰竭患者出院血管紧张素转化酶抑制剂（ACEI）或血管紧张素受体阻断剂（ARB）或血管紧张素受体脑啡肽酶抑制剂（ARNI）使用率

2022年心力衰竭患者出院时ACEI/ARB/ARNI使用率为72.5%，较2020年、2021年有所下降。三级医院和二级医院分别为73.6%、67.1%（图2-2-9）。各省（自治区、直辖市）的使用率见图2-2-10。

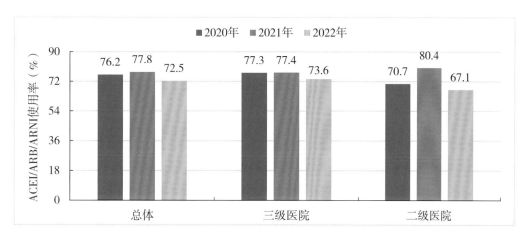

图2-2-9　2020—2022年心力衰竭患者出院ACEI/ARB/ARNI使用率

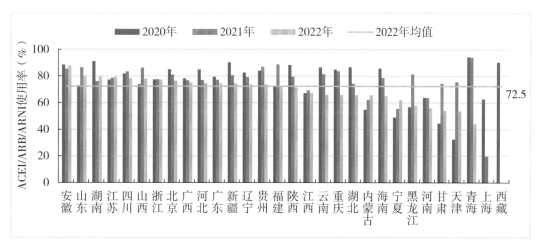

图2-2-10　2020—2022年各省（自治区、直辖市）心力衰竭患者出院ACEI/ARB/ARNI使用率
注：按照2022年使用率从高到低排序。2022年上海未纳入。2021—2022年西藏未纳入。吉林未纳入。

5. 心力衰竭患者出院β受体阻滞剂使用率

2022年心力衰竭患者出院时β受体阻滞剂使用率为78.7%，较2020年、2021年有所提升。三级医院和二级医院分别为79.0%、77.5%（图2-2-11）。各省（自治区、直辖市）的使用率见图2-2-12。

6. 心力衰竭患者出院醛固酮受体拮抗剂使用率

2022年心力衰竭患者出院时醛固酮受体拮抗剂使用率为74.5%，较2020年（75.3%）有所下降、较2021年（72.0%）有所提升，三级医院和二级医院分别为74.6%、74.1%（图2-2-13）。各省（自治区、直辖市）的使用率见图2-2-14。

7. 心力衰竭患者出院钠-葡萄糖共转运蛋白2（SGLT2）抑制剂使用率

2022年心力衰竭患者出院时SGLT2抑制剂使用率为48.7%，较2020年、2021年显著提升，三级医院和二级医院分别为50.5%、38.2%（图2-2-15）。各省（自治区、直辖市）使用率见图2-2-16。

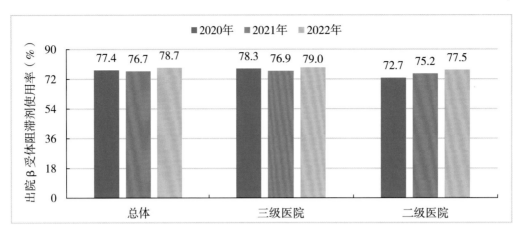

图2-2-11   2020—2022年心力衰竭患者出院β受体阻滞剂使用率

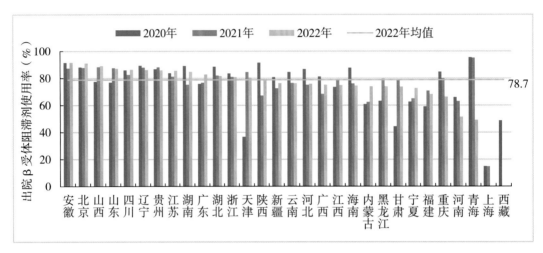

图2-2-12   2020—2022年各省（自治区、直辖市）心力衰竭患者出院β受体阻滞剂使用率

注：按照2022年使用率从高到低排序。2022年上海未纳入。2021—2022年西藏未纳入。吉林未纳入。

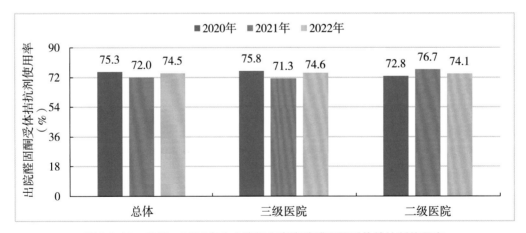

图2-2-13   2020—2022年心力衰竭患者出院醛固酮受体拮抗剂使用率

8. 心力衰竭患者住院期间心脏再同步化治疗（CRT）使用率

2022年心力衰竭患者住院期间CRT使用率为2.6%，呈现逐年上升趋势。三级医院和二级医院分别为2.7%、2.0%（图2-2-17）。各省（自治区、直辖市）的使用率见图2-2-18。

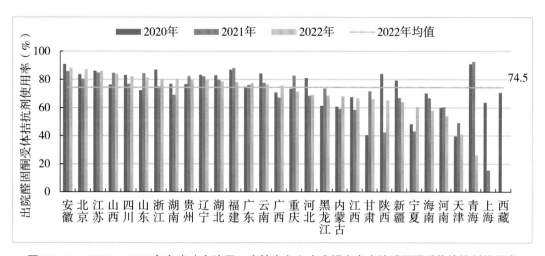

图2-2-14 2020—2022年各省（自治区、直辖市）心力衰竭患者出院醛固酮受体拮抗剂使用率

注：按照2022年使用率从高到低排序。2022年上海未纳入。2021—2022年西藏未纳入。吉林未纳入。

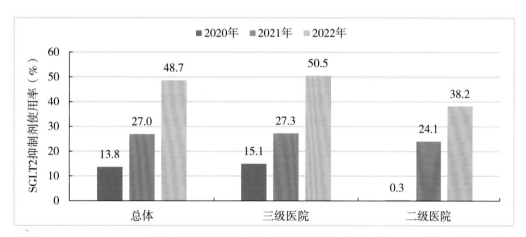

图2-2-15 2020—2022年心力衰竭患者出院钠-葡萄糖共转运蛋白2（SGLT2）抑制剂使用率

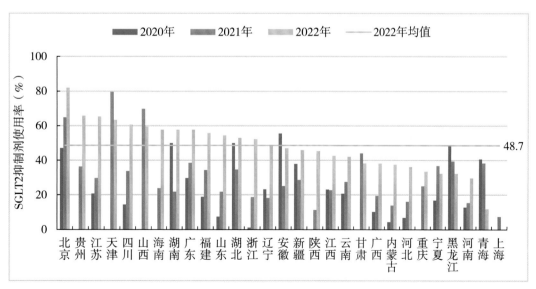

图2-2-16 2020—2022年各省（自治区、直辖市）心力衰竭患者出院钠-葡萄糖共转运蛋白2（SGLT2）抑制剂使用率

注：按照2022年使用率从高到低排序。2020年贵州、天津、山西、海南、陕西、甘肃、重庆未纳入。2020年、2022年上海未纳入。西藏、吉林未纳入。

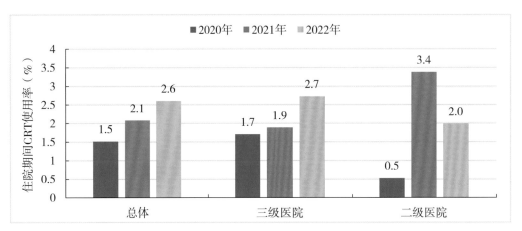

图2-2-17　2020—2022年心力衰竭患者住院期间CRT的使用率

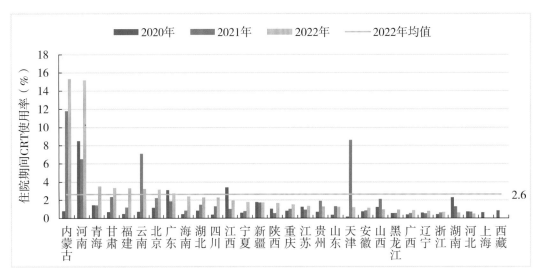

图2-2-18　2020—2022年各省（自治区、直辖市）心力衰竭患者住院期间CRT使用率

注：按照2022年使用率从高到低排序。2021—2022年西藏、上海未纳入。吉林未纳入。

心力衰竭诊疗过程质控指标汇总情况见表2-2-2。

表2-2-2　2020—2022年心力衰竭诊疗过程质控指标　　　　　　　单位：%

指标	总体			三级医院			二级医院		
	2020年	2021年	2022年	2020年	2021年	2022年	2020年	2021年	2022年
入院24小时内利钠肽检测率	40.7	40.5	44.3	40.6	39.6	44.1	41.6	46.9	45.4
入院48小时内心脏功能评估率	45.4	44.7	47.3	45.5	44.1	47.3	44.7	49.2	47.4
心力衰竭伴容量超负荷患者住院期间利尿剂治疗率	90.1	93.4	99.3	89.3	93.1	99.4	93.7	95.3	99.2
出院血管紧张素转化酶抑制剂或血管紧张素受体阻断剂或血管紧张素受体脑啡肽酶抑制剂使用率	76.2	77.8	72.5	77.3	77.4	73.6	70.7	80.4	67.1
出院β受体阻滞剂使用率	77.4	76.7	78.7	78.3	76.9	79.0	72.7	75.2	77.5
出院醛固酮受体拮抗剂使用率	75.3	72.0	74.5	75.8	71.3	74.6	72.8	76.7	74.1
出院钠-葡萄糖共转运蛋白2抑制剂使用率	13.8	27.0	48.7	15.1	27.3	50.5	0.3	24.1	38.2
住院期间心脏再同步化治疗的使用率	1.5	2.1	2.6	1.7	1.9	2.7	0.5	3.4	2.0

（三）结果质控指标

1. 住院时长

HQMS数据显示，2022年心力衰竭患者中位住院时长为8（5，11）天，三级医院8（5，12）天，二级医院8（5，11）天。各省（自治区、直辖市）中位住院时长存在差异，最长为10天，最短为7天（图2-2-19）。

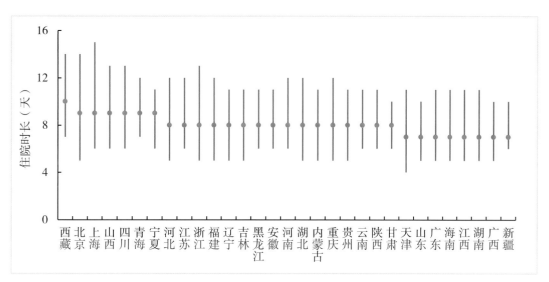

图2-2-19 2022年各省（自治区、直辖市）心力衰竭患者住院时长
注：蓝线代表四分位数间距，橘色点代表中位数。

2. 住院死亡率

心力衰竭患者住院死亡率为2.6%，三级医院和二级医院分别为2.9%、2.0%（图2-2-20）。调整患者年龄、性别等人口学特征，以及合并症等临床特征，计算医院水平风险标化住院死亡率为2.6%（图2-2-20）。

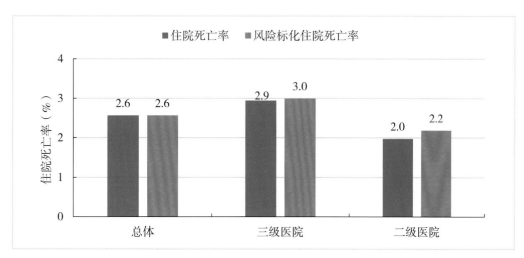

图2-2-20 2022年心力衰竭患者住院死亡率

各省（自治区、直辖市）心力衰竭患者住院死亡率和风险标化住院死亡率见图2-2-21。风险标化住院死亡率最高（6.8%）和最低（0.8%）相差7.5倍（图2-2-21）。

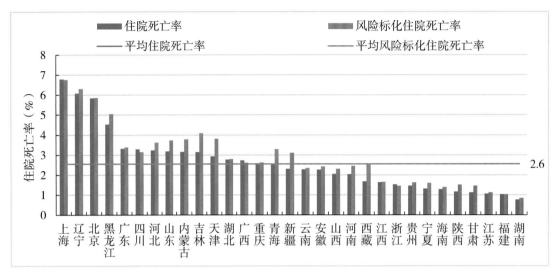

图2-2-21　2022年各省（自治区、直辖市）心力衰竭患者住院死亡率

注：按照2022年风险标化住院死亡率从高到低排序。2022年平均住院死亡率和风险标化住院死亡率相同。

以各省（自治区、直辖市）内医院间住院死亡率的四分位数间距（四分位数间距＝上四分位数－下四分位数，数值越小代表省内医院间差异越小）作为地区内的医院间变异大小的评价指标。2022年，有20个省（自治区、直辖市）的心力衰竭患者住院死亡率地区内的医院间变异小于整体平均水平（图2-2-22）。

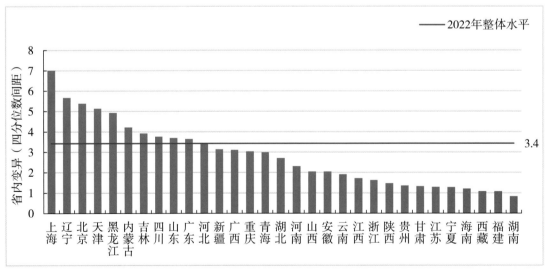

图2-2-22　2022年各省（自治区、直辖市）内心力衰竭患者住院死亡率同质性

有17个省（自治区、直辖市）的住院死亡率低于整体平均水平，且地区内医院间的变异小于整体医院间的平均变异水平，11个省（自治区、直辖市）的住院死亡率高于整体水平，且地区内的医院间变异大于整体医院间的变异水平，3个省（自治区、直辖市）的住院死亡率大于整体水平，地区内的医院间变异低于整体医院间的变异水平（图2-2-23）。

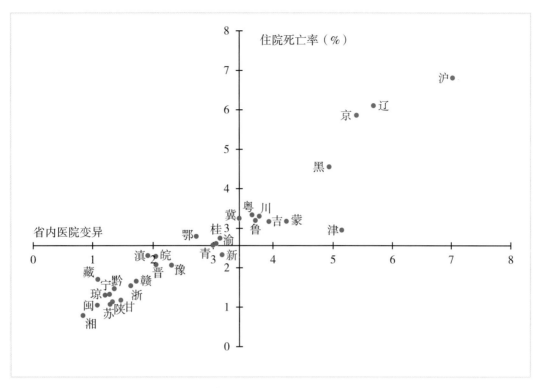

图2-2-23　2022年各省（自治区、直辖市）心力衰竭患者住院死亡率与地区内的医院间变异的分布

注：纵轴，住院死亡率地区内整体水平（代表医疗质量地区内的平均水平）。横轴，基于医院水平的住院死亡率四分位数间距（采用四分位数间距展示医疗质量地区内的医院间变异）。纵轴与横轴交叉点为住院死亡率平均水平和医院间变异的均值（2.6，3.4），纵轴左侧的省（自治区、直辖市）代表该地区的住院死亡率地区内的医院间变异低于整体平均水平，横轴上方的省（自治区、直辖市）代表该地区的住院死亡率高于整体平均水平。

住院死亡率低于整体水平，且地区内的医院间变异小于整体医院间变异水平的地区有江苏、浙江、福建、海南、山西、安徽、江西、河南、湖南、贵州、云南、西藏、陕西、甘肃、青海、宁夏、新疆。

住院死亡率高于整体水平，且地区内的医院间变异大于整体医院间变异水平的地区有北京、天津、河北、上海、山东、广东、辽宁、吉林、黑龙江、内蒙古、四川。

住院死亡率高于整体水平，地区内的医院间变异小于整体医院间变异水平的地区有湖北、广西、重庆。

住院死亡率低于整体水平，地区内的医院间变异大于整体医院间变异水平的地区无。

3. 非康复离院率

心力衰竭患者非康复离院率（离院方式为住院死亡或非医嘱离院）为10.2%，三级医院和二级医院分别为10.7%、9.6%（图2-2-24）。调整患者年龄、性别等人口学特征，以及合并症等临床特征，计算医院水平风险标化非康复离院率为10.2%（图2-2-24）。

各省（自治区、直辖市）心力衰竭住院患者非康复离院率和风险标化非康复离院率见图2-2-27。风险标化非康复离院率最高（21.6%）和最低（4.9%）相差3.4倍（图2-2-25）。

以各省（自治区、直辖市）内医院间非康复离院率的四分位数间距作为地区内的医院间变异大小的评价指标。2022年有22个省（自治区、直辖市）的心力衰竭患者非康复离院率地区内的医院间变异小于整体平均水平（图2-2-26）。

有15个省（自治区、直辖市）的非康复离院率低于整体平均水平，且地区内医院间的变异小于整体医院间的平均变异水平（图2-2-27），9个省（自治区、直辖市）的非康复离院率高于整体水平，且地区内医院间的变异大于整体医院间的变异水平，7个省（自治区、直辖市）非康复离院率高于整体水平，地区内医院间的变异小于整体医院间的变异水平。

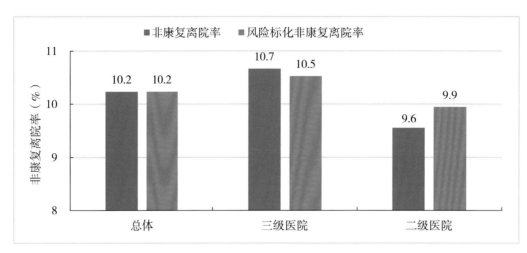

图2-2-24 2022年心力衰竭住院患者非康复离院率

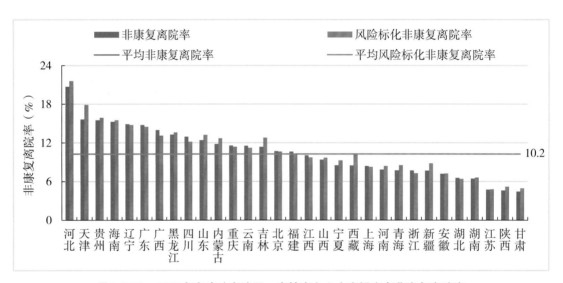

图2-2-25 2022年各省（自治区、直辖市）心力衰竭患者非康复离院率

注：按照2022年风险标化非康复离院率从高到低排序。2022年平均非康复离院率和风险标化非康复离院率相同。

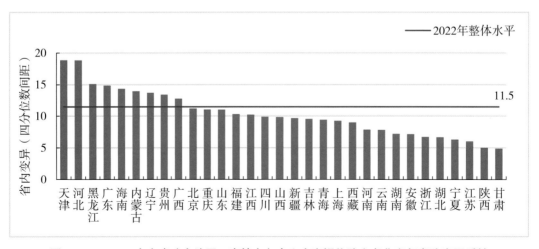

图2-2-26 2022年各省（自治区、直辖市）内心力衰竭住院患者非康复离院率同质性

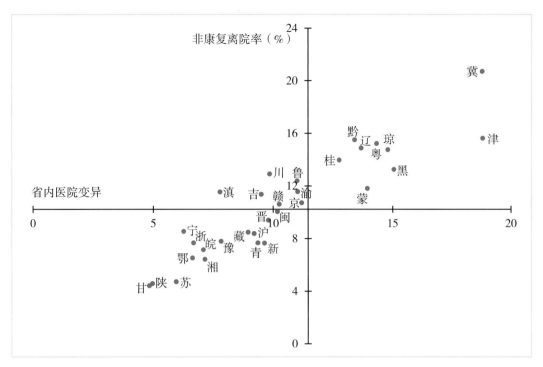

图2-2-27　2022年各省（自治区、直辖市）心力衰竭住院患者非康复离院率与地区内的医院间变异的分布

注：纵轴，非康复离院率地区内整体水平（代表医疗质量地区内的平均水平）。横轴，基于医院水平的非康复离院率四分位数间距（采用四分位数间距展示医疗质量地区内的医院间变异）。纵轴与横轴交叉点为非康复离院率平均水平和医院间变异的均值（10.2，11.5），纵轴左侧的省（自治区、直辖市）代表该地区的非康复离院率地区内的医院间变异低于整体平均水平，横轴上方的省（自治区、直辖市）代表该地区的非康复离院率高于整体平均水平。

非康复离院率低于整体水平，且地区内的医院间变异小于整体医院变异水平的地区有上海、江苏、浙江、山西、安徽、江西、河南、湖北、湖南、西藏、陕西、甘肃、青海、宁夏、新疆。

非康复离院率高于整体水平，且地区内的医院间变异大于整体医院间变异水平的地区有天津、河北、广东、海南、辽宁、黑龙江、内蒙古、广西、贵州。

非康复离院率高于整体水平，地区内的医院间变异小于整体医院间变异水平的地区有北京、福建、山东、吉林、重庆、四川、云南。

非康复离院率低于整体水平，地区内的医院间变异大于整体医院间变异水平的地区无。

4. 30天再入院率

心力衰竭住院患者30天再入院率为10.0%，三级医院和二级医院分别为11.6%和7.5%。各省（自治区、直辖市）30天再入院率见图2-2-28，最高（15.5%）和最低（5.8%）相差1.7倍。

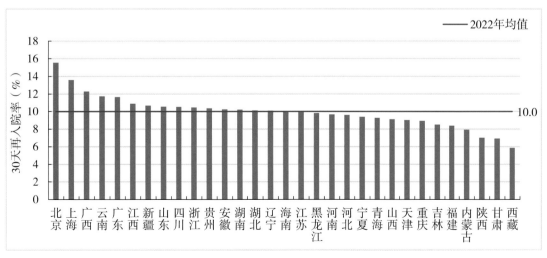

图2-2-28　2022年各省（自治区、直辖市）心力衰竭住院患者30天再入院率

（四）分析小结

1. 心力衰竭疾病负担沉重，住院结局存在地区和医院间差异

心力衰竭是多种心血管疾病的终末阶段，HQMS数据显示，2022年心力衰竭住院患者占所有心血管病住院患者的20%，提示心力衰竭是心血管病疾病负担的重要组成部分。心力衰竭患者的住院死亡率、非康复离院率和30天再入院率还需进一步改善，且住院结局在不同级别的医院和不同地区间存在一定差异。北京、上海等地的住院死亡率及30天再入院率相对较高，这可能与患者病情相对复杂有关。三级医院患者的30天再入院率明显高于二级医院，这可能提示了基层医疗服务的可及性相对不足，从而导致二级医院患者在出现病情波动时的及时就诊率较低。因此，加强心力衰竭医疗服务的均质化仍是未来工作的重点。未来仍需继续优化患者的院外管理。患者宣教、远程医疗以及社区和医院协同管理等方式有助于降低患者再入院率，从而降低医疗花费。

2. 心力衰竭诊疗过程指标总体呈改善趋势

2022年心力衰竭患者诊疗相关过程指标总体相比2020年和2021年有一定程度的提高，反映心力衰竭质量促进工作取得一定成效。心力衰竭诊断和评估手段的及时应用与患者后续的规范治疗存在密切的关联，值得进一步关注。例如：24小时内检测了利钠肽的患者出院时药物使用率明显高于未检测者，ACEI/ARB/ARNI在24小时内进行和未进行检测的患者中的使用率分别为83.1%和64.5%，β受体阻滞剂分别为88.5%和70.9%。此外，2022年心力衰竭患者指南推荐的药物和器械治疗使用率除ACEI/ARB/ARNI外均有所提升，与亚洲平均水平持平，个别药物的使用率低于西方国家，但醛固酮受体拮抗剂使用率高于国际水平。未来应通过教育培训、支持帮扶和质量改进等行动促进心力衰竭临床诊疗的规范化，提高诊疗水平。此外，心力衰竭的规范化治疗强调药物适应证和禁忌证的评估，并在适应人群中使用相应的治疗方式。未来应加强医务人员对心力衰竭药物治疗适应证的把握，同时加强药物适应证情况的规范填报，将有助于推动心力衰竭患者的合理治疗。

3. 新治疗方式的应用率逐年提升

随着指南的更新，新的心力衰竭治疗方式逐渐应用于临床，在标准化治疗的基础上进一步改善患者预后。2022年，心力衰竭医疗质量评价工作组将出院时SGLT2抑制剂的使用纳入了质控指标体系，这将有助于推动心力衰竭患者尽早合理应用新药。结果显示，2022年具有适应证的患者出院时SGLT2抑制剂的使用率较2020年和2021年有明显提升，且三级医院和二级医院均在快速提升。二级医院的增幅更明显，2020年为0.3%，2022年为38.2%。同时，不同地区心力衰竭患者出院时SGLT2抑制剂的使用率仍有较大的差异，未来应加强对各级医务人员的宣传教育，提高医务人员对心力衰竭管理指南的认识，将有助于推动心力衰竭患者的标准治疗、改善患者预后。

主　审：张宇辉　张　健　陈义汉　黄　峻

执笔人：冯佳禹　翟　玫

三、高血压

（一）整体情况

1. 医疗服务量

HQMS数据显示，2022年收治高血压住院患者（出院主要诊断为高血压且年龄≥18岁）的医院有5000家，占HQMS中收治心血管病住院患者医院数量的88.5%，其中三级医院1921家，二级医院3079家。上述医院共收治高血压住院患者130.3万例，其中三级医院76.7万例，二级医院53.6万例。

各省（自治区、直辖市）收治高血压住院患者的医院数量及出院例数分别见图2-3-1和图2-3-2。

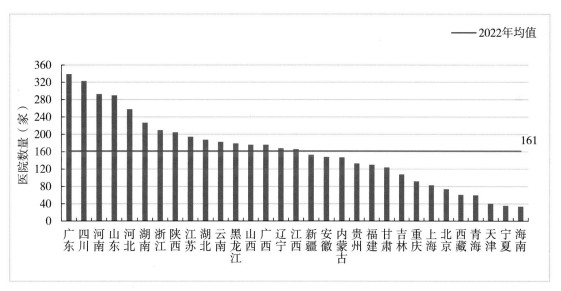

图2-3-1　2022年各省（自治区、直辖市）收治高血压住院患者的医院数量

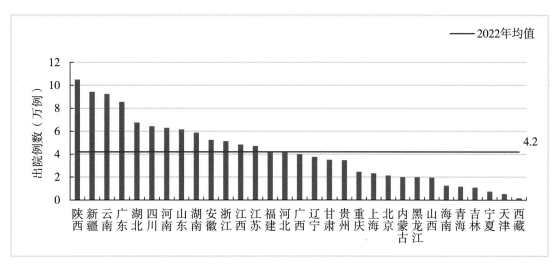

图2-3-2　2022年各省（自治区、直辖市）高血压患者出院例数

高血压住院患者平均年龄为（61.8±15.1）岁，女性占50.2%（表2-3-1）。合并血脂异常、糖尿病的比例分别为27.5%和19.2%。16.8%患者合并高血压心脏病（表2-3-1）。

表2-3-1 2022年高血压住院患者特征

	总体	三级医院	二级医院
人口学特征			
年龄（岁）*	61.8±15.1	60.9±15.9	63.2±13.7
女性（%）	50.2	48.8	52.0
靶器官损伤（%）			
高血压心脏病	16.8	17.9	15.3
高血压肾脏病	4.9	6.3	2.9
高血压脑出血	3.0	2.2	4.2
高血压脑病	1.4	1.2	1.6
合并疾病（%）			
血脂异常	27.5	29.4	24.8
糖尿病	19.2	20.2	17.8
心房颤动/扑动	3.6	4.1	2.8

注：*均数±标准差。

2. 结果质控指标

（1）住院时长

2022年高血压住院患者中位住院时长为6（4,9）天，三级医院6（4,8）天，二级医院6（5,9）天。各省（自治区、直辖市）中位住院时长存在差异，最长为9天，最短为5天（图2-3-3）。

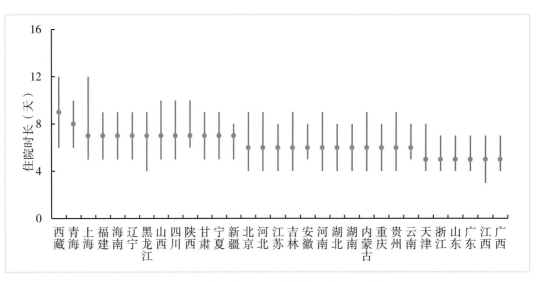

图2-3-3 2022年各省（自治区、直辖市）高血压患者住院时长
注：蓝线代表四分位数间距，橘色点代表中位数。

（2）住院死亡率

高血压患者住院死亡率为0.21%（图2-3-4）。调整患者年龄、性别等人口学特征，以及合并症等临床特征，计算医院水平风险标化住院死亡率为0.20%。

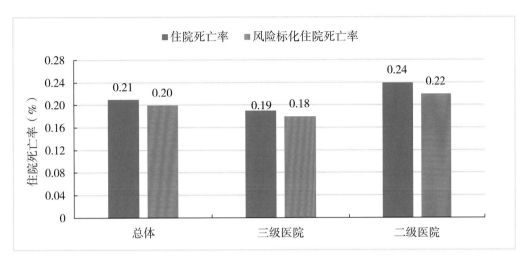

图2-3-4　2022年高血压患者住院死亡率

各省（自治区、直辖市）高血压患者住院死亡率及风险标化住院死亡率见图2-3-5。风险标化住院死亡率最高（1.36%）和最低（0.04%）相差33.0倍。

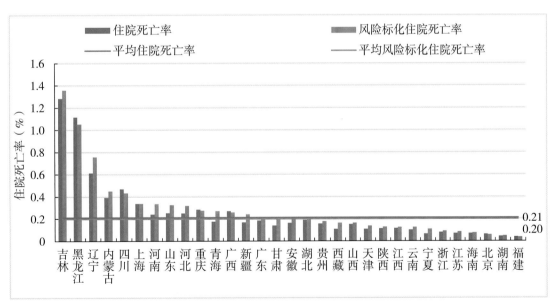

图2-3-5　2022年各省（自治区、直辖市）高血压患者住院死亡率

注：按照2022年风险标化住院死亡率从高到低排序。

（3）非康复离院率

高血压患者总体非康复离院率（离院方式为住院死亡或非医嘱离院）为3.7%（图2-3-6）。调整患者年龄、性别等人口学特征，以及合并症等临床特征，计算总体风险标化非康复离院率为3.7%（图2-3-6）。

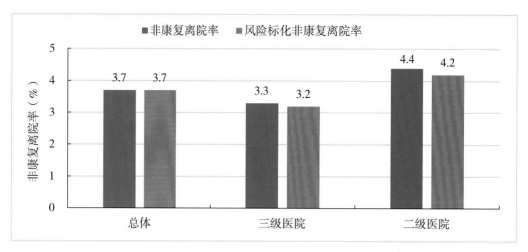

图2-3-6　2022年高血压住院患者非康复离院率

各省（自治区、直辖市）高血压患者非康复离院率及风险标化非康复离院率见图2-3-7，风险标化非康复离院率最高（10.7%）和最低（0.9%）相差10.9倍。

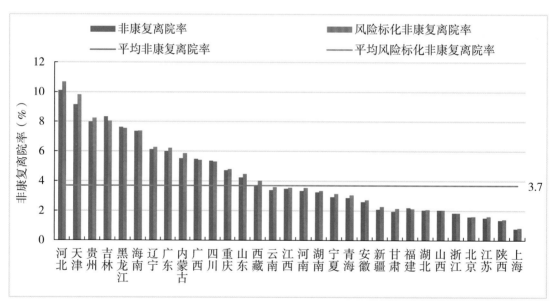

图2-3-7　2022年各省（自治区、直辖市）高血压住院患者非康复离院率

注：按照2022年风险标化非康复离院率从高到低排序。2022年平均非康复离院率和平均风险标化非康复离院率相同。

（二）其他类型高血压医疗服务量及结果质控指标

1. 常见继发性高血压

HQMS数据显示，2022年收治继发性高血压住院患者的医院有2682家，其中三级医院1408家，二级医院1274家。上述医院共收治常见继发性高血压患者2.1万例，占高血压住院患者总例数的1.6%，其中三级医院收治患者占继发性高血压住院患者总例数的82.3%。

各省（自治区、直辖市）收治继发性高血压的医院数量和患者数量存在差异，医院数量排名居前三的是广东、四川、河南，患者数量排名居前三的是新疆、北京、云南（图2-3-8、图2-3-9）。

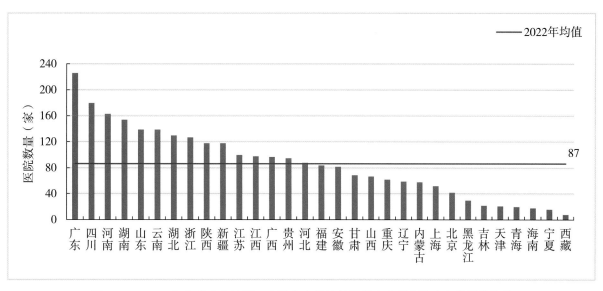

图2-3-8　2022年各省（自治区、直辖市）收治继发性高血压住院患者的医院数量

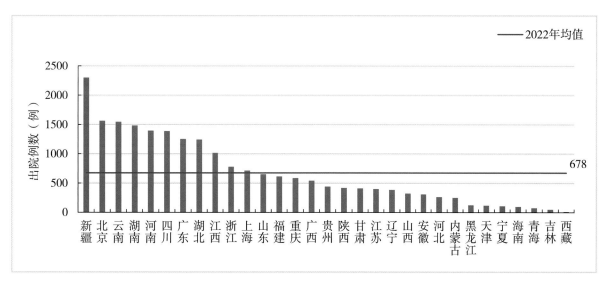

图2-3-9　2022年各省（自治区、直辖市）继发性高血压患者出院例数

继发性高血压住院患者平均年龄为（50.1±16.3）岁，女性占47.0%。其中三级医院患者平均年龄为（49.8±16.3）岁，女性占47.0%，二级医院患者平均年龄为（51.9±16.3）岁，女性占47.2%。

（1）住院时长

继发性高血压住院患者中位住院时长为7（5，9）天，三级医院为7（5，9）天，二级医院为6（4，8）天。

（2）住院死亡率

继发性高血压患者住院死亡率为0.2%，三级医院为0.2%，二级医院为0.3%。

（3）非康复离院率

继发性高血压住院患者非康复离院率为3.9%，三级医院和二级医院分别为3.4%、6.5%。

2. 经皮肾上腺静脉取血

2022年开展经皮肾上腺静脉取血术的医院有236家，99.2%为三级医院。上述医院共开展经皮肾上腺静脉取血术2811例，其中三级医院开展2808例。接受经皮肾上腺静脉取血术的患者平均年龄为

（50.6±11.1）岁，女性占47.2%。

各省（自治区、直辖市）开展经皮肾上腺静脉取血术的医院数量及例数见图2-3-10和图2-3-11。

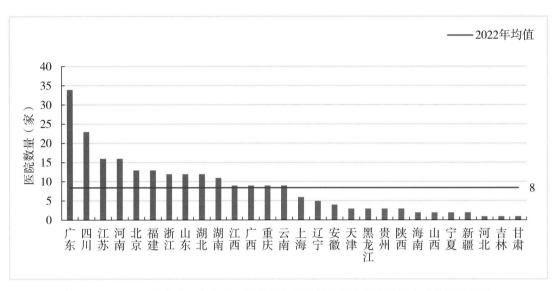

图2-3-10 2022年各省（自治区、直辖市）开展经皮肾上腺静脉取血术的医院数量

注：内蒙古、西藏、青海未纳入。

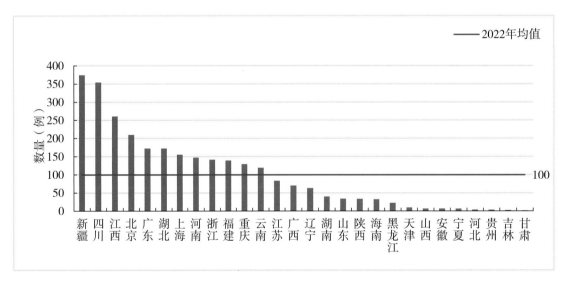

图2-3-11 2022年各省（自治区、直辖市）开展经皮肾上腺静脉取血术例数

注：吉林3例，甘肃2例。内蒙古、西藏、青海未纳入。

接受经皮肾上腺静脉取血术的患者中位住院时长为8（6，11）天，住院期间未出现死亡，非康复离院率为0.4%。

3. 肾动脉支架植入术

2022年开展肾动脉支架植入术的医院有924家，其中三级医院784家。上述医院共开展肾动脉支架植入术6314例，其中三级医院开展6015例。

各省（自治区、直辖市）开展肾动脉支架植入术的医院数量及例数见图2-3-12和图2-3-13。

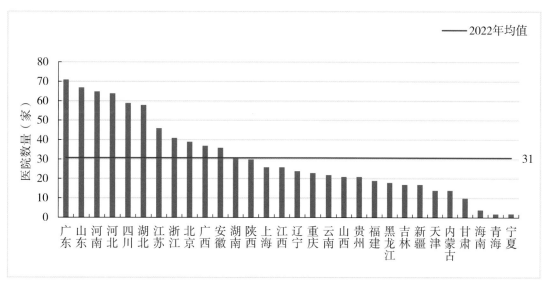

图2-3-12　2022年各省（自治区、直辖市）开展肾动脉支架植入术的医院数量

注：西藏未纳入。

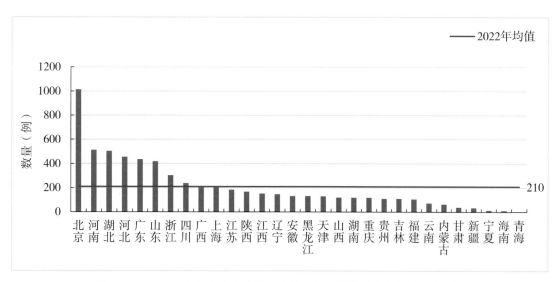

图2-3-13　2022年各省（自治区、直辖市）开展肾动脉支架植入术例数

注：青海2例。西藏未纳入。

接受肾动脉支架植入的患者平均年龄为（60.9±15.4）岁，女性占39.0%。其中三级医院患者平均年龄为（60.6±15.6）岁，女性占39.0%，二级医院患者平均年龄为（65.5±10.5）岁，女性占40.3%。

（1）住院时长

接受肾动脉支架植入的患者中位住院时长为8（6，12）天，三级医院为8（6，12）天，二级医院为9（6，13）天。

（2）住院死亡率

接受肾动脉支架植入的患者住院死亡率为0.1%，三级医院为0.1%，二级医院未出现住院死亡。

（3）非康复离院率

接受肾动脉支架植入的患者非康复离院率为1.2%，三级医院和二级医院分别为1.1%、2.3%。

（三）分析小结

总的来说，医疗机构高血压诊治水平还有待提高。

1. 高血压医疗水平稳步提升

经皮肾上腺静脉取血术已在26个省（自治区、直辖市）得到普及，部分二级医院开展了肾动脉支架植入术。在收治高血压住院患者的医院中，53.6%开展了继发性高血压筛查。说明各地对高血压管控意识增强，诊疗水平提高，有助于减少高血压合并症发生，节约医疗资源。

2. 继发性高血压筛查能力仍然不足

继发性高血压比例一般为5%～10%，2022年统计结果（1.6%）仍然较低。而且，各省（自治区、直辖市）对继发性高血压诊治的重视程度不同，一线城市的医疗资源充足，但继发性高血压无论是按医院数量还是患者数量排名前三均不全是一线城市。2022年高血压住院患者中，诊断为继发性高血压的患者平均年龄为（50.1±16.3）岁，提示各省（自治区、直辖市）应对继发性高血压诊治提高重视，尤其重视中青年人群继发性高血压的筛查，避免发生严重的高血压并发症，加重疾病负担。

3. 加强高血压专科建设迫在眉睫

目前高血压主要在心血管内科诊治，但是高血压的诊断、治疗及预后还涉及泌尿外科、妇产科、内分泌科、风湿科、肾内科、神经内科、呼吸内科、耳鼻咽喉科、血管外科及精神心理科等多个临床专科，并与遗传病等学科相关。上述不同学科的交叉与融合是高血压诊治的关键，但目前高血压在各个学科中处于边缘状态。设立高血压专科，有助于培养高血压复合型人才，促进不同专业密切合作，提高高血压防治能力，满足目前2亿多且不断增长的高血压患者的迫切需要。

主　审：蔡　军　孙英贤　孙　刚
执笔人：马文君

四、心房颤动

本部分数据来源于HQMS和国家单病种质量管理与控制平台，HQMS数据用于分析2022年心房颤动医疗服务量和结果质控指标，国家单病种质量管理与控制平台数据用于分析2020—2022年过程质控指标。

（一）医疗服务量

HQMS数据显示，2022年收治心房颤动住院患者（出院主要诊断为心房颤动且年龄≥18岁）的医院有4233家，占HQMS中收治心血管病住院患者医院数量的74.9%，其中三级医院1733家，二级医院2500家。上述医院共收治心房颤动住院患者28.2万例，其中三级医院占81.6%，二级医院占18.4%。

各省（自治区、直辖市）收治心房颤动住院患者的医院数量及出院例数分别见图2-4-1和图2-4-2。

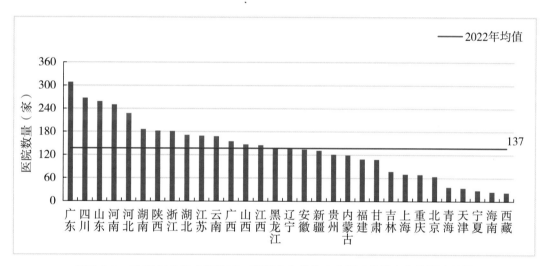

图2-4-1　2022年各省（自治区、直辖市）收治心房颤动住院患者的医院数量

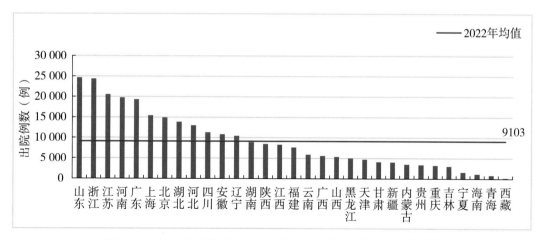

图2-4-2　2022年各省（自治区、直辖市）心房颤动患者出院例数

注：西藏上报115例。

收治的心房颤动住院患者平均年龄为（67.1±12.1）岁，女性占45.0%（表2-4-1）。53.7%的心房颤动住院患者合并高血压，23.5%的患者合并脑卒中。合并其他疾病情况见表2-4-1。

表2-4-1   2022年心房颤动住院患者特征

特征	总体	三级医院	二级医院
人口学特征			
年龄（岁）*	67.1±12.1	66.7±12.0	68.9±12.2
女性（%）	45.0	44.0	49.2
合并疾病（%）			
高血压	53.7	54.2	51.6
脑卒中	23.5	23.1	25.3
糖尿病	17.7	18.3	14.9
血脂异常	14.1	14.7	11.6
肝脏疾病	13.5	14.0	11.7
慢性阻塞性肺疾病	11.9	11.3	14.3
肾脏疾病	6.4	6.6	5.6

注：*均数±标准差。

（二）过程质控指标

2022年国家单病种质量管理与控制平台上报心房颤动数据的医院共1600家，其中三级医院1079家（67.4%）、二级医院509家（31.8%）、未定级医院12家（0.8%）。2022年平均每家医院上报心房颤动住院患者103例，较2021年（69例）明显增加。

上述医院上报心房颤动住院患者16.5万例，其中三级医院占90.1%、二级医院占9.8%、未定级医院占0.1%。三级医院中阵发性房颤患者占比最高（42.5%），其次为持续性房颤（31.0%）；二级医院中持续性房颤患者占比最高（37.7%），其次为阵发性房颤（35.5%）。

1. 血栓栓塞风险评估率

2022年心房颤动住院患者血栓栓塞风险评估率为94.7%，较2020年（99.2%）、2021年（98.5%）逐年下降，三级医院和二级医院的血栓栓塞风险评估率分别为94.7%、95.0%，也呈现逐年下降的趋势（图2-4-3）。2020—2022年各省（自治区、直辖市）评估率见图2-4-4，其中28个省（自治区、直辖市）的评估率超过75%。

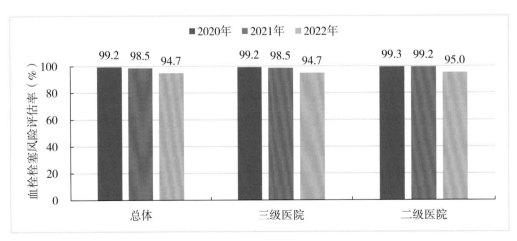

图2-4-3   2020—2022年心房颤动患者血栓栓塞风险评估率

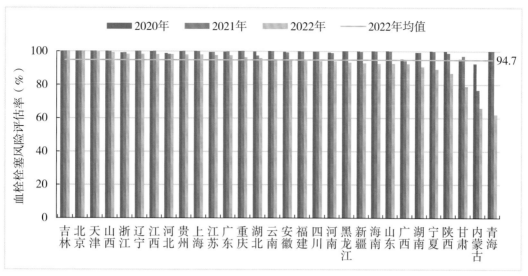

图2-4-4　2020—2022年各省（自治区、直辖市）心房颤动患者血栓栓塞风险评估率

注：按照2022年评估率从高到低排序。西藏未纳入。

2. HAS-BLED出血风险评估率

2022年心房颤动住院患者HAS-BLED出血风险评估率为45.9%，较2020年（51.1%）、2021年（48.9%）逐年下降。三级医院呈逐年下降趋势，二级医院呈逐年上升趋势（图2-4-5）。2020—2022年各省（自治区、直辖市）评估率见图2-4-6。

3. 非瓣膜性房颤患者出院时抗凝药物处方率

2022年非瓣膜性房颤患者出院时抗凝药物处方率为72.2%，较2020年（53.8%）、2021年（65.0%）逐年增加，三级医院和二级医院处方率分别为72.9%、65.9%，均呈逐年增加趋势（图2-4-7）。

4. 瓣膜性房颤患者出院时华法林处方率

2022年瓣膜性房颤患者出院时华法林处方率为32.1%，较2020年（40.1%）、2021年（36.8%）逐年降低，三级医院和二级医院处方率分别为32.1%、31.9%，均处于较低水平，呈逐年降低趋势（图2-4-8）。

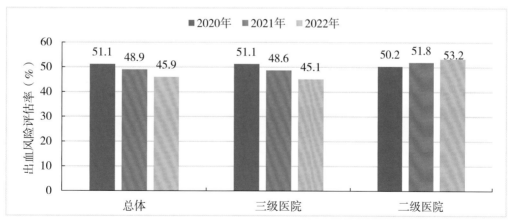

图2-4-5　2020—2022年心房颤动患者HAS-BLED出血风险评估率

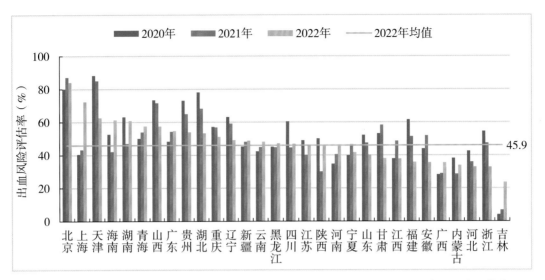

图2-4-6　2020—2022年各省（自治区、直辖市）心房颤动患者HAS-BLED出血风险评估率
注：按照2022年评估率从高到低排序。西藏未纳入。

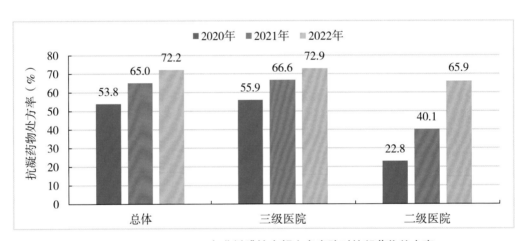

图2-4-7　2020—2022年非瓣膜性房颤患者出院时抗凝药物处方率

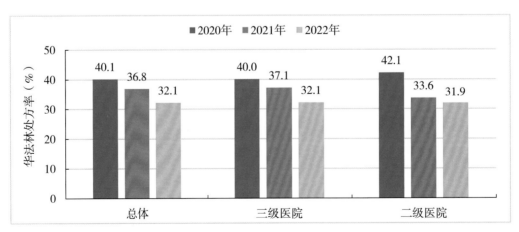

图2-4-8　2020—2022年瓣膜性房颤患者出院时华法林处方率

5. 左心耳封堵并发症发生率

2022年上报左心耳封堵术2398例，每家医院平均上报手术相关并发症1.5例。上报左心耳封堵与导管消融联合手术1481例，平均每家医院上报手术相关并发症0.9例。在接受单纯左心耳封堵手术的患者中，非康复离院率为1.1%，并发症发生率为2.5%，其中居前三的并发症是穿刺血管相关并发症（23.7%）、房室传导阻滞（22.0%）及脑卒中（18.6%）。在接受左心耳封堵与导管消融联合手术的患者中，非康复离院率为1.3%，并发症发生率为17.3%，较2021年并发症发生率（23.3%）有下降。

（三）结果质控指标

1. 住院时长

HQMS数据显示，2022年心房颤动患者中位住院时长为6（4，8）天，三级医院为6（4，8）天，二级医院为6（4，8）天。各省（自治区、直辖市）中位住院时长存在差异，最长为9天，最短为4天（图2-4-9）。

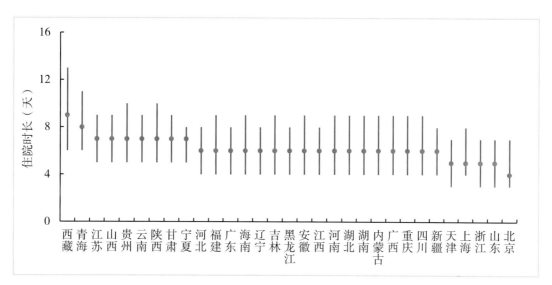

图2-4-9 2022年各省（自治区、直辖市）心房颤动患者住院时长

注：蓝线代表四分位数间距，橘色点代表中位数。

2. 住院死亡率

心房颤动患者住院死亡率为0.17%，三级医院和二级医院分别为0.13%、0.34%。调整患者年龄、性别等人口学特征，以及合并症等临床特征，计算医院水平风险标化住院死亡率为0.14%（图2-4-10）。

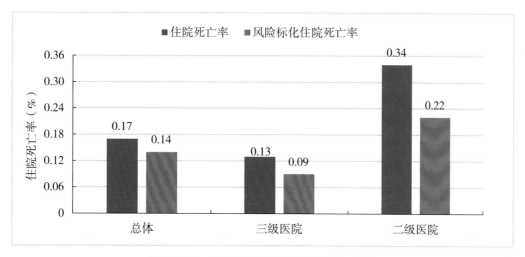

图2-4-10 2022年心房颤动患者住院死亡率

各省（自治区、直辖市）心房颤动患者住院死亡率及风险标化住院死亡率见图2-4-11，风险标化住院死亡率最高（0.64%）和最低（0.05%）相差11.8倍。

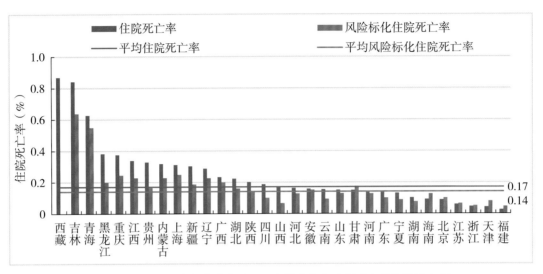

图2-4-11 2022年各省（自治区、直辖市）心房颤动患者住院死亡率

注：按照2022年风险标化住院死亡率从高到低排序。西藏无法计算风险标化住院死亡率。

3. 非康复离院率

心房颤动住院患者非康复离院率（离院方式为住院死亡或非医嘱离院）为3.3%，三级医院和二级医院分别为2.5%、7.1%。调整患者年龄、性别等人口学特征，以及合并症等临床特征，计算医院水平风险标化非康复离院率为2.6%（图2-4-12）。

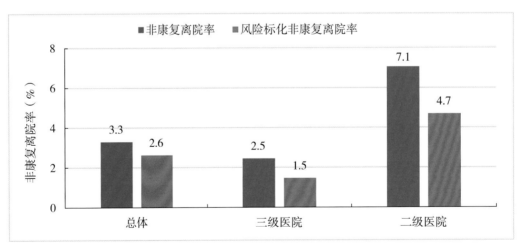

图2-4-12 2022年心房颤动患者非康复离院率

（四）分析小结

总的来说，房颤的治疗总体质量持续向好，国家单病种质量管理与控制平台上报数据量显著增加、介入治疗并发症发生率较前明显下降、基层医疗单位医疗质量改善明显，但仍存在以下应予以重点关注的问题和现象。

1. 瓣膜性房颤处方华法林亟待加强

所有瓣膜性房颤患者均应接受华法林抗凝治疗，这对抗凝治疗提出了更高的难度。此外，该类患者均罹患心脏瓣膜病，大多病程长、病情重，抗凝风险高，服药依从性差，后续管理难度高。上述多方面因素导致该类患者抗凝治疗率常年偏低，且近两年呈下降趋势。但事实上，该类患者服用华法林治疗能显著降低脑卒中发生率和全因死亡率，明显改善生活质量。抗凝治疗价值巨大。

未来需要对临床医师以及患者开展针对性宣讲和质量改进计划，提高瓣膜性房颤华法林处方率。

2. 出血风险评估需要得到重视

近年来随着临床医师对于房颤脑卒中风险的认识增高，房颤血栓栓塞风险评估的比例逐年上升且整体上均＞90%。随着非维生素K拮抗剂口服抗凝药在临床上的普遍应用，非瓣膜性房颤患者口服抗凝药的处方率也较前些年有着明显的提高。抗凝药物的普遍应用意味着出血事件发生风险的上升。因此，出血风险评估凸显重要，可以让临床医师了解患者出血风险等级，并给予个体化治疗，提高抗凝治疗安全性。然而，HAS-BLED出血风险评估率一直偏低。另外，与大多数指标不同，出血风险评估率在二级医院更优，相关原因值得进一步的探索。

未来我们计划首先开展调研，明确三级医院该指标表现不佳的原因，然后再开展针对性的质量改进行动。

3. 基层医疗单位医疗质量提升空间大

我国是人口大国，医疗资源不均衡可能长期存在，同时人口老龄化在不断加剧。以县医院为代表的二级医院将是我国广大人民群众医疗保健的主力军，在基层医疗中起到极为重要的作用。相对于三级医院，二级医院收治的患者平均年龄更高、长期持续性房颤占比更大，这对二级医院的房颤诊疗水平提出了更高的要求。二级医院血栓栓塞风险评估率、瓣膜性房颤患者华法林处方率与三级医院基本持平，HAS-BLED出血风险评估率明显高于三级医院，医疗质量较前已明显改善。值得关注的是，非瓣膜性房颤患者抗凝药物处方率这一指标仍低于三级医院。

二级医院是实现我国"大病不出县、小病不出村"的关键力量，同时也是向上一级医院转诊的枢纽。未来房颤医疗质量提升工作应以二级医院为重点关注对象，开展更多更广泛的针对基层医院的医疗质量改善专项活动，持续提升基层医院医疗水平。

4. 左心耳封堵与导管消融联合手术并发症需要得到持续关注

房颤介入治疗虽然为患者能提供更优质的医疗服务，但难度大、花费高、风险不确定。严格把握该类操作手术适应证、提高手术安全性、减少卫生经济学负担是我国现阶段房颤医疗质量管理工作的重中之重。左心耳封堵与导管消融联合手术较单一手术操作更为复杂、难度更大，但可以减轻患者二次手术痛苦。左心耳封堵与导管消融联合手术并发症发生率虽然较2021年有明显改善，但仍较单纯左心耳封堵或房颤导管消融手术高近10倍，这与联合手术的最初目的背道而驰。

改善医疗质量的主要措施是严格把握联合手术的适应证，在保证医疗安全的前提下开展联合手术。国家心血管系统疾病质控中心房颤工作组在过去一年中对左心封堵、左心耳封堵与导管消融联合手术的适应证开展重点宣讲，推动医疗机构和术者严格把握手术适应证，降低手术并发症发生率。事实上，随着过去一年重点宣讲和质控报告反馈工作的开展，左心耳封堵与导管消融联合手术并发症发生率已经明显改善。随着更多医疗质量改进专项行动的开展，更多的房颤医疗质量指标会得到持续改善，进而全面提升我国房颤医疗质量。

主　　审：马长生　何建桂　姚　焰

执笔人：胡志成　郑黎晖

五、肺动脉高压

本部分数据来源于HQMS，用于分析肺动脉高压医疗服务量、过程质控指标和结果质控指标。

（一）医疗服务量

HQMS数据显示，2022年收治肺动脉高压住院患者（出院诊断包含肺动脉高压且年龄≥18岁）的医院有4875家，占HQMS中收治心血管病住院患者医院数量的86.3%，其中三级医院2026家，二级医院2849家。上述医院共收治肺动脉高压住院患者113.1万例，其中三级医院82.4万例，二级医院30.6万例。

各省（自治区、直辖市）收治肺动脉高压住院患者的医院数量及出院例数分别见图2-5-1和图2-5-2。

2022年肺动脉高压住院患者平均年龄（66.9±19.1）岁，女性占48.2%，其中三级医院患者平均年龄为（65.5±20.3）岁，女性占48.3%，二级医院患者平均年龄为（70.6±14.8）岁，女性占47.8%。

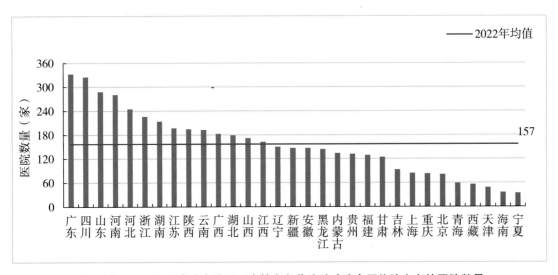

图2-5-1 2022年各省（自治区、直辖市）收治肺动脉高压住院患者的医院数量

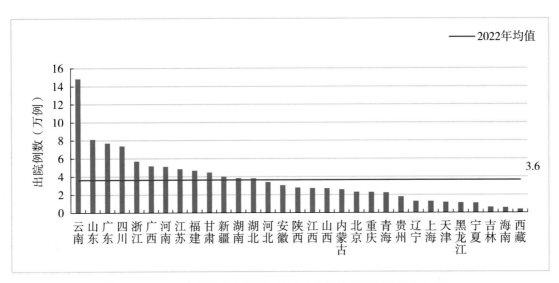

图2-5-2 2022年各省（自治区、直辖市）肺动脉高压患者出院例数

（二）过程质控指标

1. 肺动脉高压患者入院途径

2022年肺动脉高压住院患者中，29.3%通过急诊收治入院，68.2%通过门诊收治入院。

2. 肺动脉高压相关诊断

根据《中国肺动脉高压诊断与治疗指南（2021版）》（以下简称《指南》），肺动脉高压的临床分类如下：动脉型肺动脉高压（又称"第一大类肺动脉高压"）、左心疾病所致肺动脉高压（又称"第二大类肺动脉高压"）、肺病和/或低氧所致肺动脉高压（又称"第三大类肺动脉高压"）、肺动脉阻塞所致肺动脉高压（又称"第四大类肺动脉高压"）以及机制不明和/或多因素所致肺动脉高压（又称"第五大类肺动脉高压"）。2022年第一大类至第五大类肺动脉高压的占比分别为7.6%、33.0%、23.1%、2.0%、4.8%（图2-5-3）。

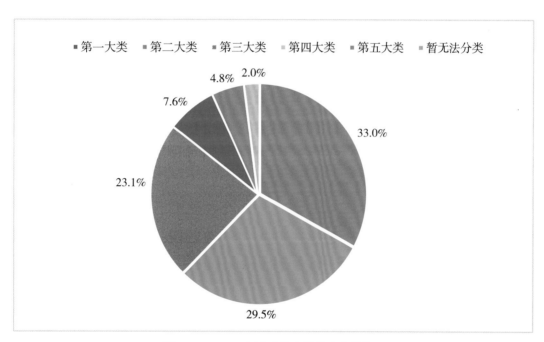

图 2-5-3　2022年肺动脉高压临床分类情况

3. 肺动脉高压诊断规范性

2003年第三届世界肺动脉高压大会将"原发性肺动脉高压"（第一大类肺动脉高压的亚类）更新为特发性肺动脉高压和家族性肺动脉高压，并不再沿用"原发性肺动脉高压"作为肺动脉高压的诊断名词。2022年在1.7万例被诊断为"原发性肺动脉高压"或"特发性肺动脉高压"的患者中，有1.4万例（80.4%）被不规范地描述为"原发性肺动脉高压"。另外，特发性肺动脉高压的诊断应除外所有已知可引起肺动脉高压的原因。2022年，诊断为"原发性肺动脉高压"或"特发性肺动脉高压"的住院患者中85.1%存在明确可引起肺动脉高压的病因，如左心疾病、先天性心脏病，间质性肺疾病和结缔组织病等，而不应诊断为"特发性肺动脉高压"。

4. 肺动脉高压诊断相关技术

血流动力学监测结果是肺动脉高压治疗决策的重要参考依据。2022年，113.1万例肺动脉高压患者中共有1.3万例（1.0%）接受了血流动力学监测（包括右心导管置入、漂浮导管检查、肺动脉压监测、肺动脉楔压监测或心脏排出量监测），在第一大类至第五大类肺动脉高压中这一比例分别为6.5%、0.5%、

0.3%、7.2%和0.2%。

5. 肺动脉高压治疗相关技术

肺动脉内膜切除术和球囊肺动脉成形术是治疗慢性血栓栓塞性肺动脉高压（第四大类肺动脉高压的亚类）的有效手段。2022年在2.2万例被诊断为慢性血栓栓塞性肺动脉高压的患者中，0.4%接受了肺动脉内膜切除术，5.6%接受了球囊肺动脉成形术。

（三）结果质控指标

1. 住院时长

HQMS数据显示，2022年肺动脉高压患者中位住院时长为8（6，12）天，三级医院8（6，13）天，二级医院8（6，11）天。各省（自治区、直辖市）中位住院时长存在差异，最长为11天，最短为7天（图2-5-4）。

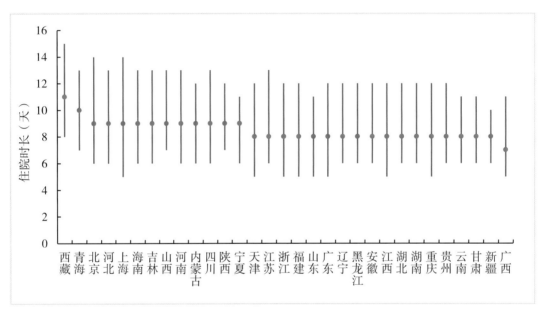

图2-5-4　2022年各省（自治区、直辖市）肺动脉高压患者住院时长

注：蓝线代表四分位数间距，橘色点代表中位数。

2. 住院死亡率

肺动脉高压患者住院死亡率为1.6%，三级医院和二级医院分别为1.7%、1.2%（图2-5-5）。调整患者年龄、性别等人口学特征，以及合并症等临床特征，计算医院水平风险标化的住院死亡率为1.6%（图2-5-5）。无论是粗率还是风险标化率，二级医院均低于三级医院。

第一、第四大类肺动脉高压占肺动脉高压总人群比例较小，但却是肺动脉高压质控工作的重点。2022年第一大类动脉型肺动脉高压患者住院死亡率为1.0%，三级医院和二级医院分别为0.9%、1.3%。第四大类肺动脉阻塞所致肺动脉高压患者住院死亡率为2.6%，三级医院和二级医院分别为2.4%、3.7%。

各省（自治区、直辖市）肺动脉高压患者住院死亡率及风险标化住院死亡率见图2-5-6。风险标化住院死亡率最高（3.7%）和最低（0.6%）相差5.2倍。

以各省（自治区、直辖市）内医院间住院死亡率的四分位数间距（四分位数间距＝上四分位数－下四分位数，数值越小代表省内医院间的差异越小）作为地区内的医院间变异大小的评价指标。2022年，有16个省（自治区、直辖市）的肺动脉高压患者住院死亡率地区内的医院间变异小于整体医院间的平均变异水平（图2-5-7）。

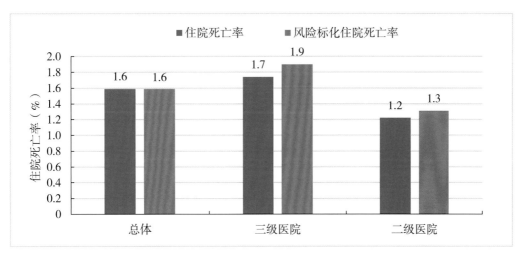

图2-5-5　2022年肺动脉高压患者住院死亡率

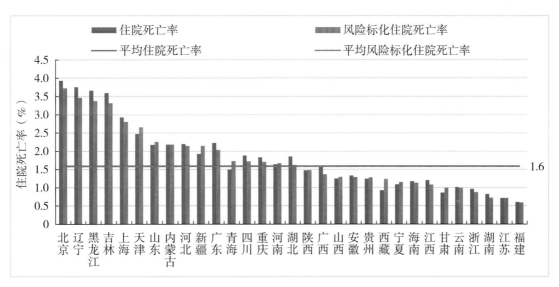

图2-5-6　2022年各省（自治区、直辖市）肺动脉高压患者住院死亡率

注：按照2022年风险标化住院死亡率从高到低排序。2022年平均住院死亡率和平均风险标化住院死亡率相同。

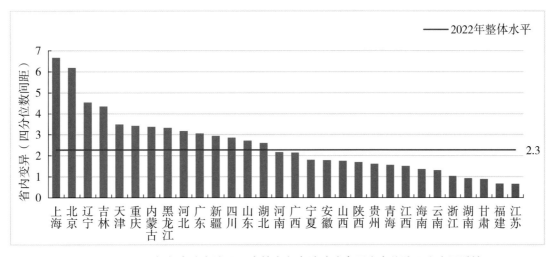

图2-5-7　2022年各省（自治区、直辖市）内肺动脉高压患者住院死亡率同质性

注：西藏未纳入。

有15个省（自治区、直辖市）的住院死亡率低于整体平均水平，且地区内医院间的变异小于整体医院间的平均变异水平，14个省（自治区、直辖市）的住院死亡率高于整体水平，且地区内医院间的变异大于整体医院间的变异水平，1个省（自治区、直辖市）住院死亡率高于整体水平，地区内医院间的变异小于整体医院间的变异水平（图2-5-8）。

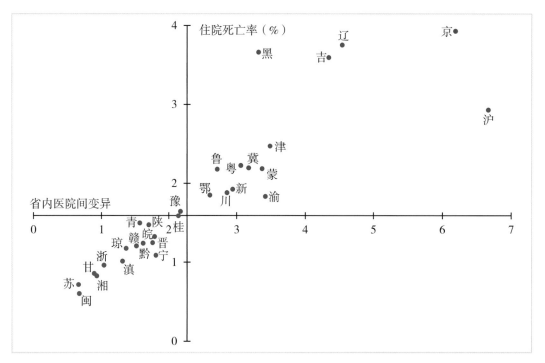

图2-5-8 2022年各省（自治区、直辖市）肺动脉高压患者住院死亡率同质性与地区内的医院间变异的分布

注：纵轴，住院死亡率地区内整体水平（代表医疗质量地区内的平均水平）。横轴，基于医院水平的住院死亡率四分位数间距（采用四分位数间距展示医疗质量地区内的医院间变异）。纵轴与横轴交叉点为住院死亡率平均水平和医院间变异的均值（1.6，2.3），纵轴左侧的省（自治区、直辖市）代表该地区的住院死亡率地区内的医院间变异低于整体平均水平，横轴上方的省（自治区、直辖市）代表该地区的住院死亡率高于整体平均水平。

住院死亡率低于整体水平，且地区内的医院间变异小于整体医院间变异水平的地区有福建、江苏、甘肃、湖南、浙江、云南、山西、宁夏、海南、江西、贵州、安徽、陕西、青海、广西。

住院死亡率高于整体水平，且地区内的医院间变异大于整体医院间变异水平的地区有湖北、四川、内蒙古、新疆、重庆、河北、广东、山东、天津、黑龙江、吉林、辽宁、上海、北京。

住院死亡率高于整体平均水平，地区内的医院间变异小于整体医院间变异水平的地区有河南。

住院死亡率低于整体平均水平，地区内的医院间变异大于整体医院间变异水平的地区无。

西藏未纳入。

3. 非康复离院率

肺动脉高压住院患者非康复离院率（离院方式为住院死亡或非医嘱离院）为9.9%，三级医院和二级医院分别为10.0%、9.6%。总体风险标化非康复离院率为9.9%（图2-5-9）。

第一大类肺动脉高压住院患者非康复离院率为7.0%，三级医院和二级医院分别为6.6%、10.1%。第四大类肺动脉高压住院患者非康复离院率为11.2%，三级医院和二级医院分别为10.3%、16.7%。

各省（自治区、直辖市）肺动脉高压住院患者非康复离院率及风险标化非康复离院率见图2-5-10。风险标化非康复离院率最高（20.8%）和最低（3.3%）相差5.3倍（图2-5-10）。

以各省（自治区、直辖市）内医院间非康复离院率的四分位数间距作为地区内的医院间变异大小的评价指标。2022年，21个省（自治区、直辖市）的肺动脉高压患者非康复离院率地区内的医院间变异小于整体医院间的变异水平（图2-5-11）。

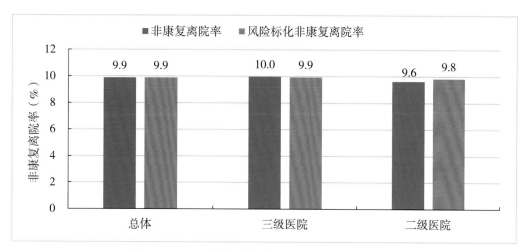

图2-5-9 2022年肺动脉高压住院患者非康复离院率

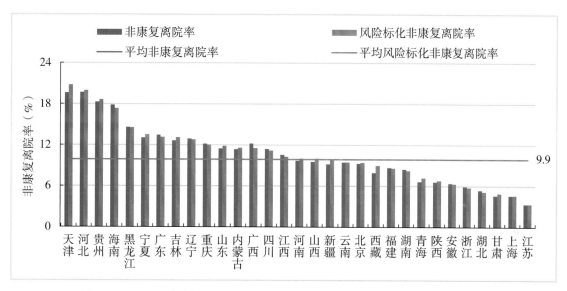

图2-5-10 2022年各省（自治区、直辖市）肺动脉高压住院患者非康复离院率

注：按照2022年风险标化非康复离院率从高到低排序。2022年平均非康复离院率和平均风险标化非康复离院率相同。

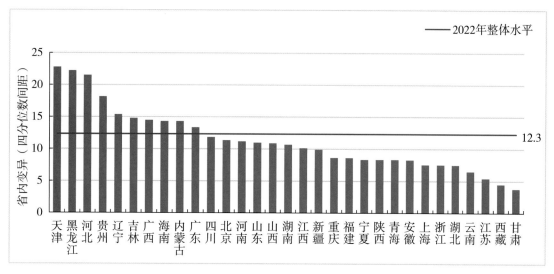

图2-5-11 2022年各省（自治区、直辖市）内肺动脉高压住院患者非康复离院率同质性

有16个省（自治区、直辖市）的非康复离院率低于整体平均水平，且地区内医院间的变异小于整体医院间的平均变异水平，10个省（自治区、直辖市）的非康复离院率高于整体水平，且地区内医院间的变异大于整体医院间的变异水平，5个省（自治区、直辖市）的非康复离院率高于整体水平，地区内医院间的变异小于整体医院间的变异水平（图2-5-12）。

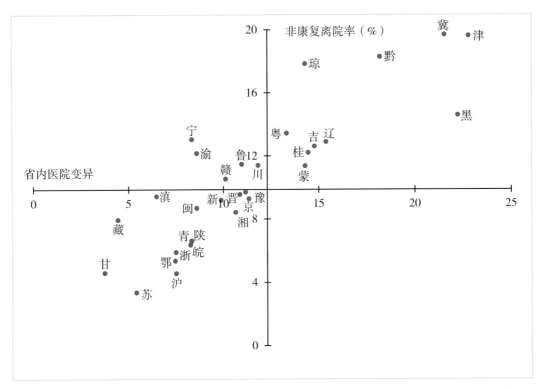

图2-5-12　2022年各省（自治区、直辖市）肺动脉高压住院患者非康复离院率同质性与地区内的医院间变异的分布

注：纵轴，非康复离院率地区内整体水平（代表医疗质量地区内的平均水平）。横轴，基于医院水平的非康复离院率四分位数间距（采用四分位数间距展示医疗质量地区内的医院间变异）。纵轴与横轴交叉点为非康复离院率平均水平和医院间变异的均值（9.9，12.3），纵轴左侧的省（自治区、直辖市）代表该地区的非康复离院率地区内的医院间变异低于整体平均水平，横轴上方的省（自治区、直辖市）代表该地区的非康复离院率高于整体平均水平。

非康复离院率低于整体水平，且地区内的医院间变异小于整体所有医院间变异水平的地区有北京、河南、山西、湖南、新疆、福建、青海、陕西、安徽、上海、浙江、湖北、云南、江苏、西藏、甘肃。

非康复离院率高于整体水平，且地区内的医院间变异大于整体所有医院间变异水平的地区有天津、黑龙江、河北、贵州、辽宁、吉林、广西、海南、内蒙古、广东。

非康复离院率高于整体水平，地区内的医院间变异小于整体所有医院间变异水平的地区有四川、山东、江西、重庆、宁夏。

非康复离院率低于整体水平，地区内的医院间变异大于整体所有医院间变异水平的地区无。

4．30天再入院率

肺动脉高压住院患者30天再入院率为10.1%，三级医院和二级医院分别为10.6%和8.7%。各省（自治区、直辖市）30天再入院率最高（14.2%）和最低（4.6%）相差2.1倍（图2-5-13）。

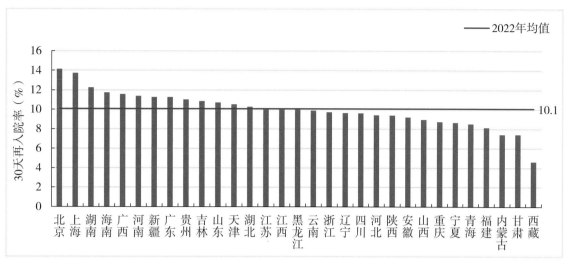

图2-5-13　2022年各省（自治区、直辖市）肺动脉高压住院患者30天再入院率

（四）分析小结

自2022年3月国家心血管病中心肺动脉高压专科联盟成立至今，首批全国31个省（自治区、直辖市）的124家成员单位，有91家增设了肺动脉专科门诊，96家建立院内肺动脉高压多学科会诊，并有8个地区推出肺动脉高压多学科会诊门诊，实现了肺动脉高压患者的"一站式""便捷化"就诊管理。得益于上述工作的推进，2022年肺动脉高压住院患者数量较2021年明显增多。虽然肺动脉高压整体诊疗水平已取得阶段性进步，但仍需要进一步规范诊疗流程，提高诊疗水平。现将相关情况总结如下。

1. 肺动脉高压相关名词术语使用不规范、诊断不规范现象普遍存在

临床医师肺动脉高压的诊断水平有所改善，但总体上对于该疾病的认识仍然不足。第一，肺动脉高压相关名词术语使用不规范。2003年已经正式弃用的"原发性肺动脉高压"诊断至今在临床上仍广泛使用。2022年被错误描述为"原发性肺动脉高压"的患者占80.4%，与2021年（79%）基本相当。第二，第一大类肺动脉高压诊断与查因不规范。《中国肺动脉高压诊治临床路径》（简称《路径》）强调，在排除其余各大类肺动脉高压诊断时，需要收集患者的药物和毒物接触史，进行血常规、血生化、甲状腺功能、自身抗体等多项检查，明确是否存在第一大类肺动脉高压的相关疾病，避免误诊为特发性肺动脉高压。2022年被误诊为"特发性肺动脉高压"的患者占比为85.1%，相比2021年有所下降。第三，右心导管检查有待普及。《路径》指出右心导管检查是诊断肺动脉高压的金标准，尤其是第一大类和第四大类肺动脉高压，需要通过右心导管检查进行确诊、定性、评估严重程度、决定治疗策略。2021—2022年，第一大类肺动脉高压患者中接受血流动力学监测的患者占比由10.1%降至6.5%，第四大类肺动脉高压患者中由8.4%降至7.2%。这可能与肺动脉高压患者增多，对于该疾病识别能力增强，但诊断规范性欠佳相关，提示仍需要继续致力于右心导管术的普及，规范肺动脉高压的诊断流程。2022年，没有接受血流动力学监测的第一大类肺动脉高压患者的非康复离院率（7.3%）与接受血流动力学监测者（1.7%）相差3.3倍。与2021年类似，2022年第一、第四两大类肺动脉高压患者中规范诊断者的非康复离院率均优于诊断不规范者，体现出右心导管检查的重要性和必要性。提高右心导管检查率可以降低肺动脉高压的漏诊、误诊，准确评估病情严重程度，指导制定个体化医疗决策，对预后产生积极影响。

2. 肺动脉高压管理水平仍亟待提高

《指南》推荐对于符合手术适应证的慢性血栓栓塞性肺动脉高压患者，肺动脉内膜切除术应作为其

首选治疗；推荐球囊肺动脉成形术用于技术上无法手术或肺动脉内膜切除术后残余肺动脉高压和远端病变。2022年慢性血栓栓塞性肺动脉高压患者中，仅6.0%的患者接受上述两种技术治疗。国家心血管病中心肺动脉高压专科联盟中心分级认证工作的核查结果显示，在接受核查的70家联盟单位中，开展球囊肺动脉成形术＞100例/年仅有9家，开展肺动脉内膜切除术＞5例/年有4家，影响了慢性血栓栓塞性肺动脉高压的诊治能力。因此急需进一步开展和推广上述技术。

为了让肺动脉高压患者就近享受更规范、更优质的医疗服务，国家心血管病中心肺动脉高压专科联盟将继续致力于右心导管检查和各种治疗手段的普及，进一步开展专科联盟培训课程，减少地区差异，促进疾病的早期诊断和早期治疗，通过资源共享、优势互补和共同发展，提高肺动脉高压的诊疗水平，做好肺动脉高压的"促、防、诊、控、治、康"工作，最终为实现"健康中国"战略打下坚实基础。

主　审：柳志红　李　伟　姚　桦　罗　勤
执笔人：高璐阳

六、心脏外科

本部分内容涉及的数据主要来源于HQMS、国家单病种质量管理与控制平台、国家心血管病质控信息平台和中国心脏外科注册登记系统（China cardiac surgery registry，CCSR）。分析中涉及的人口学信息来自《2022中国卫生健康统计年鉴》。HQMS数据用于分析2022年心脏外科医疗服务量和结果质控指标，国家单病种质量管理与控制平台和CCSR数据用于分析2020—2022年心脏外科诊疗过程质控指标。

（一）心血管外科

1. 医疗服务量

HQMS数据显示，2022年有2274家医院开展了心血管外科手术，占HQMS中收治心血管病住院患者医院数量的40.3%，其中三级医院1508家，二级医院766家。

上述医院共开展心血管外科手术28.9万例，其中三级医院28.4万例，占总手术量的98.1%。各类手术占比见图2-6-1。

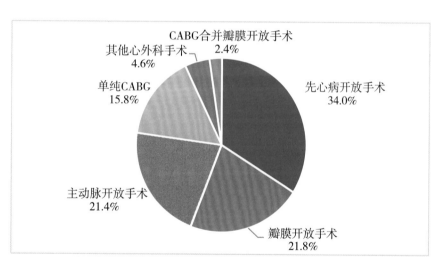

图2-6-1 2022年心血管外科手术分类占比
注：CABG，冠状动脉旁路移植术。

能开展心血管外科手术的医院数量平均为1.6家/百万人口。各省（自治区、直辖市）心血管外科医院数量分布于1.1～2.1家/百万人口之间（图2-6-2）。

每十万人口平均心血管外科手术例数为20.5例。各省（自治区、直辖市）心血管外科手术例数分布于2.9～123.3例/十万人口之间（图2-6-3）。

2022年不同心血管外科手术规模的医院数量见图2-6-4。

2. 结果质控指标

（1）住院死亡率

2022年心血管外科手术患者住院死亡率为1.9%。调整患者年龄、性别等人口学特征，以及合并症等临床特征，计算医院水平风险标化住院死亡率为1.9%。

各省（自治区、直辖市）心血管外科手术患者住院死亡率及风险标化住院死亡率见图2-6-5。风险标化住院死亡率最高（4.4%）和最低（0.6%）相差6.3倍。

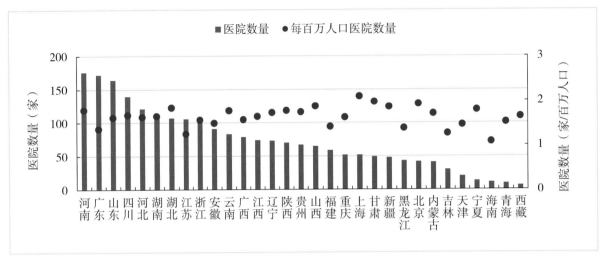

图2-6-2   2022年各省（自治区、直辖市）开展心血管外科手术的医院数量

注：按照2022年医院数量从多到少排序。

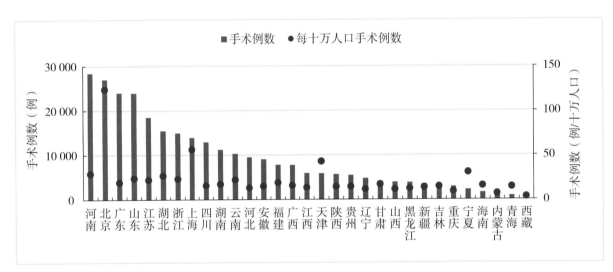

图2-6-3   2022年各省（自治区、直辖市）开展心血管外科手术例数

注：按照2022年手术例数从多到少排序。

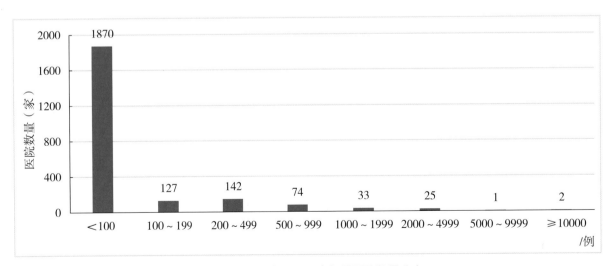

图2-6-4   2022年不同手术规模医院数量分布

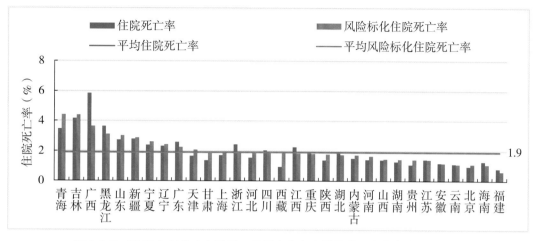

图 2-6-5　2022 年各省（自治区、直辖市）心血管外科手术患者住院死亡率

注：按照 2022 年风险标化住院死亡率从高到低排序。2022 年平均住院死亡率和平均风险标化住院死亡率相同。

（2）非康复离院率

心血管外科手术患者的非康复离院率（离院方式为住院死亡或非医嘱离院）为 4.3%。调整患者年龄、性别等人口学特征，以及合并症等临床特征，计算医院水平风险标化非康复离院率为 4.4%。

各省（自治区、直辖市）心血管外科手术患者非康复离院率及风险标化非康复离院率见图 2-6-6。风险标化非康复离院率最高（7.0%）和最低（2.0%）相差 2.5 倍（图 2-6-6）。

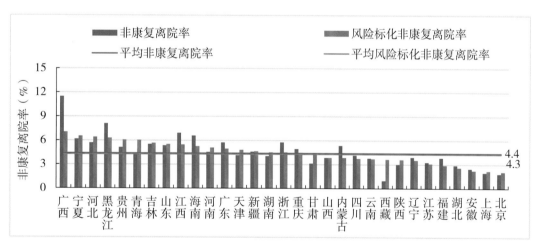

图 2-6-6　2022 年各省（自治区、直辖市）心血管外科手术患者非康复离院率

注：按照 2022 年风险标化非康复离院率从高到低排序。

（二）冠状动脉旁路移植术

1. 医疗服务量

HQMS 数据显示，2022 年开展冠状动脉旁路移植术（CABG）的医院有 571 家，其中三级医院 535 家，二级医院 36 家。上述医院共开展手术 5.0 万例，其中三级医院占 99.4%。

能够开展 CABG 医院数量为 0.4 家 / 百万人口。各省（自治区、直辖市）开展 CABG 医院数量分布于 0.2 ～ 1.1 家 / 百万人口之间（图 2-6-7）。

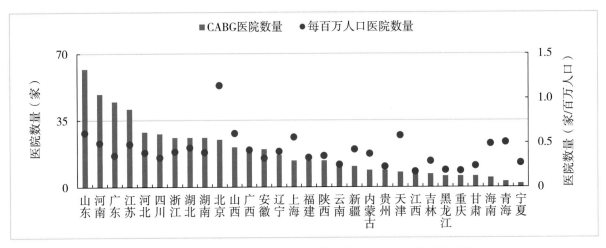

图2-6-7　2022年各省（自治区、直辖市）开展CABG的医院数量

注：按照2022年医院数量从多到少排序。西藏未纳入。

每十万人口平均CABG例数为3.5例，各省（自治区、直辖市）CABG例数分布于0.2～49.4例/十万人口之间（图2-6-8）。

2022年不同CABG规模的医院数量见图2-6-9。

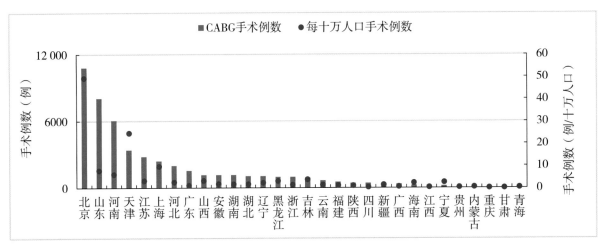

图2-6-8　2022年各省（自治区、直辖市）开展CABG例数

注：按照2022年手术例数从多到少排序。西藏未纳入。

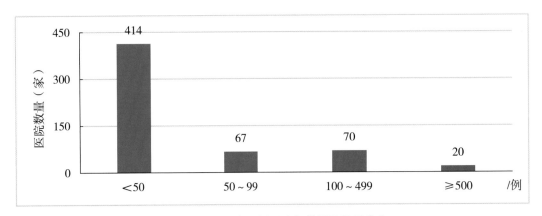

图2-6-9　2022年不同手术规模医院数量分布

接受CABG的住院患者平均年龄为（63.1±8.9）岁，女性占26.2%。合并疾病情况见表2-6-1。

表2-6-1　2022年CABG患者特征

特征	总体	三级医院	二级医院
人口学特征			
年龄（岁）*	63.1±8.9	63.1±8.8	64.3±9.7
女性（%）	26.2	26.1	32.7
合并疾病（%）			
高血压	61.7	61.7	60.4
糖尿病	38.3	38.4	31.7
脑卒中	29.8	29.7	35.0
慢性阻塞性肺疾病	8.9	8.8	20.8
肾脏疾病	6.4	6.4	7.3
既往心脏手术史	0.7	0.7	1.0

注：*均数±标准差。

2. 过程质控指标

本部分内容采用CCSR和国家单病种质量管理与控制平台上报数据对CABG的治疗过程的质量进行评价。

（1）乳内动脉桥使用率

2022年单纯CABG患者乳内动脉桥使用率为80.2%，8.8%采用多支动脉桥。各省（自治区、直辖市）的CABG患者乳内动脉桥使用率情况见图2-6-10。

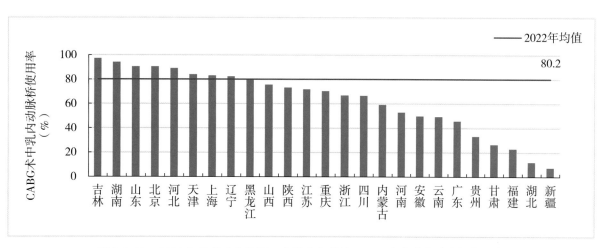

图2-6-10　2022年各省（自治区、直辖市）单纯CABG患者乳内动脉桥使用率
注：海南、江西、广西、西藏、青海、宁夏未纳入。

（2）非体外循环手术占比

单纯CABG患者中有44.3%采用了非体外循环下的CABG（off-pump CABG），各省（自治区、直辖市）CABG患者采用off-pump CABG的占比见图2-6-11。

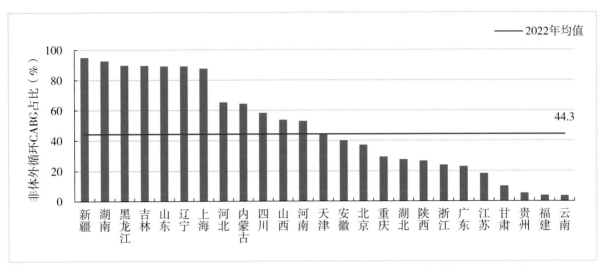

图2-6-11 2022年各省（自治区、直辖市）单纯CABG患者采用非体外循环CABG占比
注：海南、江西、广西、西藏、青海、宁夏未纳入。

（3）血制品使用

单纯CABG中至少使用一种血制品的占比为41.9%。各省（自治区、直辖市）单纯CABG血制品使用率见图2-6-12。

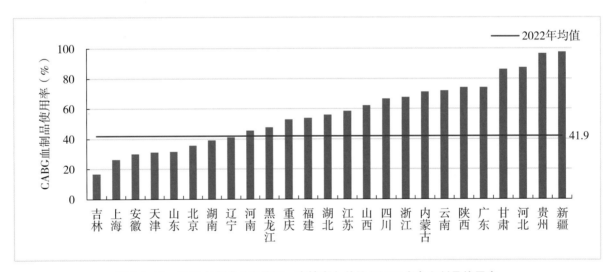

图2-6-12 2022年各省（自治区、直辖市）单纯CABG患者血制品使用率
注：海南、江西、广西、西藏、青海、宁夏未纳入。

（4）二级预防药物的使用

对于没有禁忌证的患者，单纯CABG患者二级预防药物中出院阿司匹林、β受体阻滞剂、他汀类药物的使用率分别为90.3%、86.7%、79.2%。各省（自治区、直辖市）单纯CABG患者出院阿司匹林使用率见图2-6-13，β受体阻滞剂使用率见图2-6-14，他汀类药物使用率见图2-6-15。

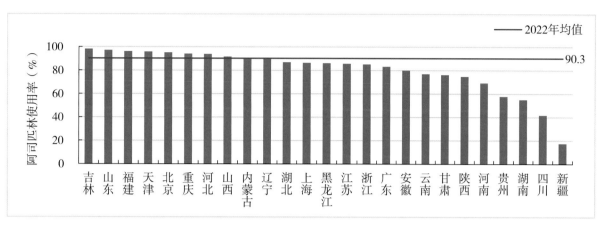

图2-6-13　2022年各省（自治区、直辖市）单纯CABG患者出院阿司匹林使用率
注：海南、江西、广西、西藏、青海、宁夏未纳入。

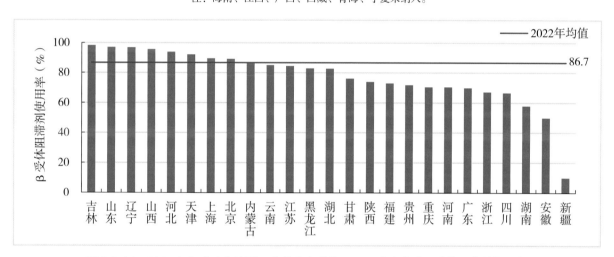

图2-6-14　2022年各省（自治区、直辖市）单纯CABG患者出院β受体阻滞剂使用率
注：海南、江西、广西、西藏、青海、宁夏未纳入。

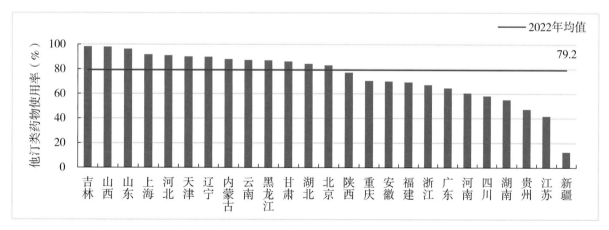

图2-6-15　2022年各省（自治区、直辖市）单纯CABG患者出院他汀类药物使用率
注：海南、江西、广西、西藏、青海、宁夏未纳入。

3. 结果质控指标

（1）住院时长

HQMS数据显示，2022年单纯CABG患者中位住院时长为19（14，26）天。各省（自治区、直辖市）中位住院时长存在差异，最长为28.5天，最短为14天（图2-6-16）。

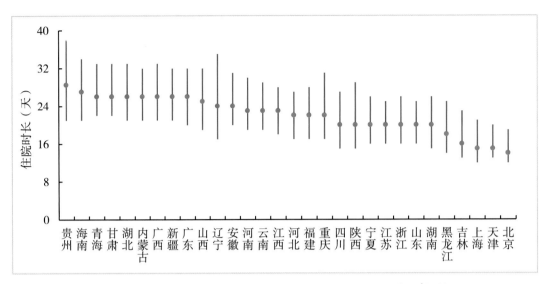

图2-6-16　2022年各省（自治区、直辖市）单纯CABG患者住院时长

注：蓝线代表四分位数间距，橘色点代表中位数。西藏未纳入。

（2）住院死亡率

单纯CABG患者的住院死亡率为1.5%。调整患者年龄、性别等人口学特征，以及合并症等临床特征，计算医院水平风险标化住院死亡率为1.2%。

各省（自治区、直辖市）CABG患者住院死亡率及风险标化住院死亡率见图2-6-17。风险标化住院死亡率最高（3.7%）和最低（0.6%）相差5.2倍。

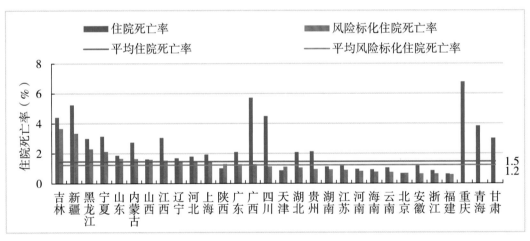

图2-6-17　2022年各省（自治区、直辖市）单纯CABG患者住院死亡率

注：按照2022年风险标化住院死亡率从高到低排序。重庆、青海、甘肃无法计算风险标化住院死亡率。西藏未纳入。

以各省（自治区、直辖市）内医院间住院死亡率的四分位数间距（四分位数间距＝上四分位数－下四分位数，数值越小代表省内医院间的差异越小）作为地区内的医院间变异大小的评价指标。2022年，有14个省（自治区、直辖市）的CABG患者住院死亡率的地区内的医院间变异大于整体平均水平（图2-6-18）。

有10个省（自治区、直辖市）的住院死亡率低于整体平均水平，且地区内医院间的变异小于整体医院间的平均变异水平，13个省（自治区、直辖市）的住院死亡率高于整体水平，且地区内的医院间变异大于整体医院间的变异水平，6个省（自治区、直辖市）的住院死亡率大于整体水平，地区内的医院间变异低于整体医院间的变异水平，1个省（自治区、直辖市）住院死亡率低于整体水平且地区内的医院间变异大于整体医院间的变异水平（图2-6-19）。

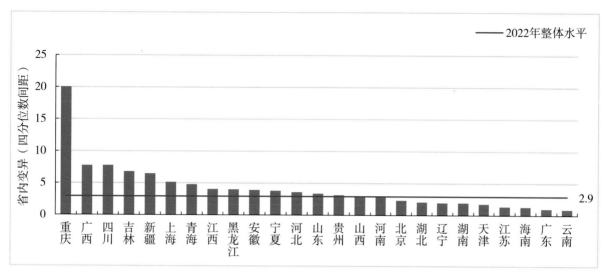

图2-6-18　2022年各省（自治区、直辖市）单纯CABG患者住院死亡率同质性

注：浙江、福建、内蒙古、陕西、甘肃四分位数间距为0。西藏未纳入。

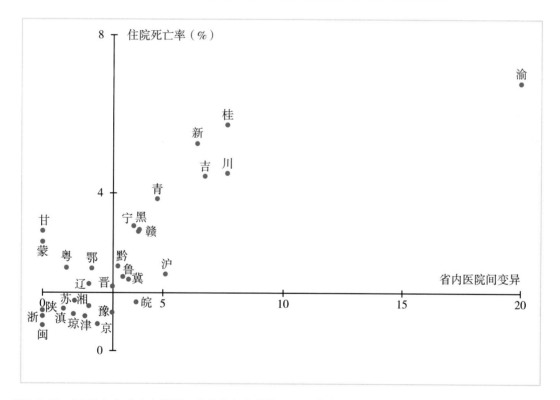

图2-6-19　2022年各省（自治区、直辖市）内单纯CABG患者住院死亡率与地区内的医院间变异的分布

注：纵轴，住院死亡率地区内整体水平（代表医疗质量地区内的平均水平）。横轴，基于医院水平的住院死亡率四分位数间距（采用四分位数间距展示医疗质量地区内的医院间变异）。纵轴与横轴交叉点为住院死亡率平均水平和医院间变异的均值（1.5，2.9），纵轴左侧的省（自治区、直辖市）代表该地区的住院死亡率地区内的医院间变异低于整体平均水平，横轴上方的省（自治区、直辖市）代表该地区的住院死亡率高于整体平均水平。

住院死亡率低于整体水平，且地区内的医院间变异小于整体医院间变异水平的地区有北京、天津、江苏、浙江、福建、海南、河南、湖南、云南、陕西。

住院死亡率高于整体水平，且地区内的医院间变异大于整体医院间变异水平的地区有重庆、青海、河北、上海、山东、吉林、黑龙江、江西、广西、四川、贵州、宁夏、新疆。

住院死亡率高于整体水平，地区内的医院间变异小于整体医院间变异水平的地区有甘肃、广东、辽宁、山西、湖北、内蒙古。

住院死亡率低于整体水平，地区内的医院间变异大于整体医院间变异水平的地区有安徽。

西藏未纳入。

（3）非康复离院率

CABG患者非康复离院率（离院方式为住院死亡或非医嘱离院）为3.0%，调整患者年龄、性别等人口学特征，以及合并症等临床特征，计算医院水平风险标化非康复离院率为2.6%。

各省（自治区、直辖市）CABG患者非康复离院率及风险标化非康复离院率见图2-6-20。风险标化非康复离院率最高（5.0%）和最低（1.0%）相差4.0倍。

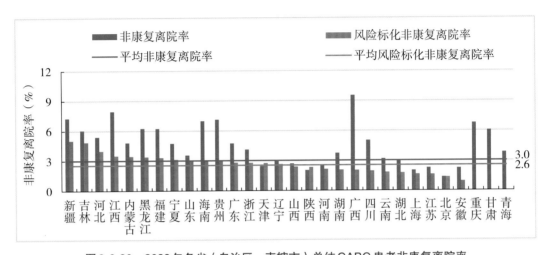

图2-6-20　2022年各省（自治区、直辖市）单纯CABG患者非康复离院率

注：按照2022年风险标化非康复离院率从高到低排序。重庆、青海、甘肃无法计算风险标化非康复离院率。西藏未纳入。

以各省（自治区、直辖市）内医院间非康复离院率的四分位数间距作为地区内的医院间变异大小的评价指标。2022年有17个省（自治区、直辖市）的CABG患者非康复离院率的地区内的医院间变异大于整体平均水平（图2-6-21）。

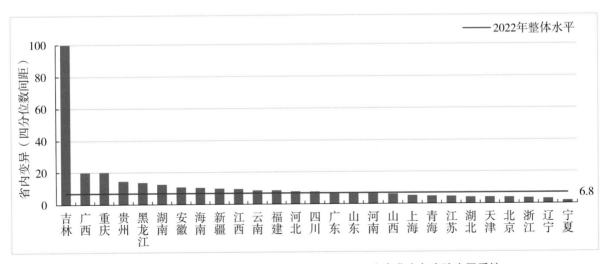

图2-6-21　2022年各省（自治区、直辖市）CABG患者非康复离院率同质性

注：内蒙古、陕西、甘肃四分位数间距为0。西藏未纳入。

有6个省（自治区、直辖市）的非康复离院率低于整体平均水平，且地区内医院间的变异小于整体医院间的平均变异水平（图2-6-22），15个省（自治区、直辖市）的非康复离院率高于整体水平，且地区内医院间的变异大于整体医院间的变异水平，6个省（自治区、直辖市）非康复离院率高于整体水平，地区内医院间的变异小于整体医院间的变异水平，2个省（自治区、直辖市）非康复离院率低于整体水平，地区内医院间的变异水平大于整体医院间的变异水平。

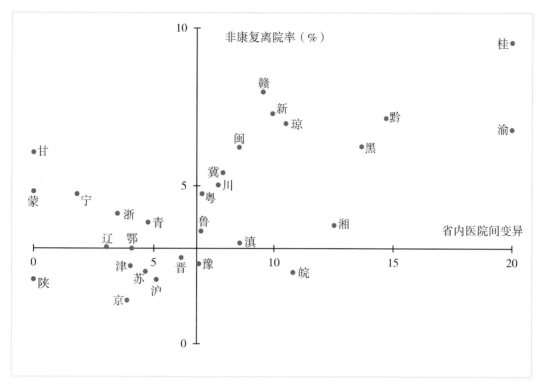

图2-6-22　2022年各省（自治区、直辖市）内CABG患者非康复离院率与地区内的医院间变异的分布

注：纵轴，非康复离院率地区内整体水平（代表医疗质量地区内的平均水平）。横轴，基于医院水平的非康复离院率四分位数间距（采用四分位数间距展示医疗质量地区内的医院间变异）。纵轴与横轴交叉点为非康复离院率平均水平和医院间变异的均值（3.0，6.8），纵轴左侧的省（自治区、直辖市）代表该地区的非康复离院率地区内的医院间变异低于整体平均水平，横轴上方的省（自治区、直辖市）代表该地区的非康复离院率高于整体平均水平。

非康复离院率低于整体水平，且地区内的医院间变异小于整体医院间变异水平的地区有北京、天津、上海、江苏、山西、陕西。

非康复离院率高于整体水平，且地区内的医院间变异大于整体医院间变异水平的地区有重庆、河北、福建、山东、广东、海南、黑龙江、江西、湖南、广西、四川、贵州、云南、新疆、吉林（未展示）。

非康复离院率高于整体水平，地区内的医院间变异小于整体医院间变异水平的地区有内蒙古、甘肃、青海、浙江、辽宁、宁夏。

非康复离院率低于整体水平，地区内的医院间变异大于整体医院间变异水平的地区有安徽、河南。

西藏未纳入。

（三）瓣膜开放手术

1. 医疗服务量

HQMS数据显示，2022年有632家医院开展了瓣膜开放手术，其中三级医院601家，二级医院31家。上述医院共开展瓣膜开放手术5.6万例，其中三级医院占99.8%。

能够开展瓣膜开放手术的医院数量为0.5家/百万人口。各省（自治区、直辖市）开展瓣膜开放手术的医院数量分布于0.2～1.0家/百万人口之间（图2-6-23）。

瓣膜开放手术例数为3.9例/十万人口。各省（自治区、直辖市）的瓣膜开放手术例数分布于0.3～22.4例/十万人口之间（图2-6-24）。瓣膜开放手术中单纯二尖瓣手术有2.3万例，单纯主动脉瓣手术有1.1万例。各省（自治区、直辖市）的单纯二尖瓣和主动脉瓣手术例数分别见图2-6-25和图2-6-26。

2022年不同瓣膜开放手术规模的医院数量见图2-6-27。

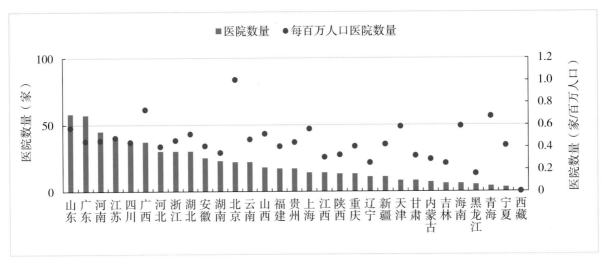

图2-6-23　2022年各省（自治区、直辖市）开展瓣膜开放手术的医院数量

注：按照2022年医院数量从多到少排序。

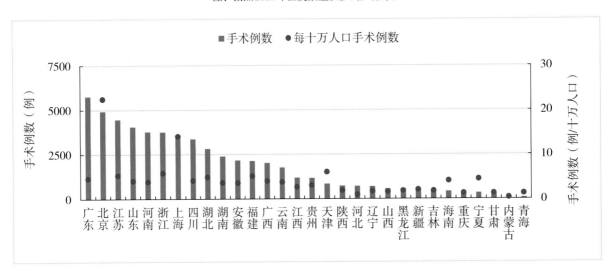

图2-6-24　2022年各省（自治区、直辖市）瓣膜开放手术例数

注：按照2022年手术例数从多到少排序。西藏未纳入。

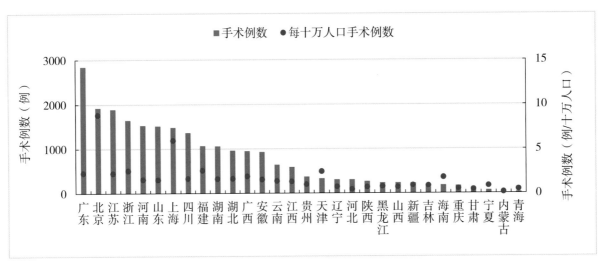

图2-6-25　2022年各省（自治区、直辖市）单纯二尖瓣手术例数

注：按照2022年手术例数从多到少排序。西藏未纳入。

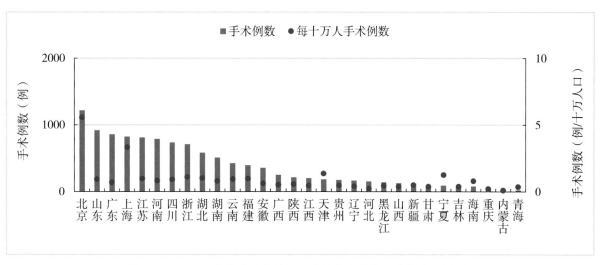

图2-6-26　2022年各省（自治区、直辖市）单纯主动脉瓣手术例数

注：按照2022年手术例数从多到少排序。西藏未纳入。

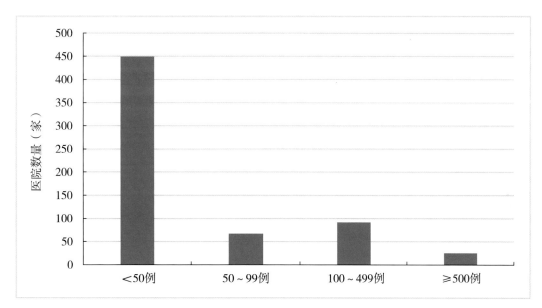

图2-6-27　2022年不同手术规模医院数量分布

2. 患者特征

2022年接受瓣膜开放手术的住院患者平均年龄为（56.8±11.8）岁，女性占47.4%。合并疾病情况见表2-6-2。

表2-6-2　2022年瓣膜开放手术患者特征

	总体	三级医院	二级医院
人口学特征			
年龄（岁）*	56.8±11.8	56.8±11.8	59.8±11.5
女性（%）	47.4	47.4	32.8
合并疾病（%）			
风湿性心脏病	50.4	50.4	38.8

续　表

	总体	三级医院	二级医院
高血压	25.7	25.7	36.2
脑卒中	14.5	14.5	18.1
糖尿病	8.2	8.2	13.8
慢性阻塞性肺疾病	8.0	8.0	18.1
肾脏疾病	7.4	7.4	10.3
既往心脏手术史	3.9	3.9	—

注：*均数±标准差。

3. 单纯二尖瓣手术质量指标

报告主要采用CCSR和国家单病种质量管理与控制平台上报数据对单纯二尖瓣手术的质量指标进行评价。

（1）修复手术占比

2022年单纯二尖瓣手术中瓣膜修复手术占比为18.6%。各省（自治区、直辖市）的单纯二尖瓣修复手术情况见图2-6-28。

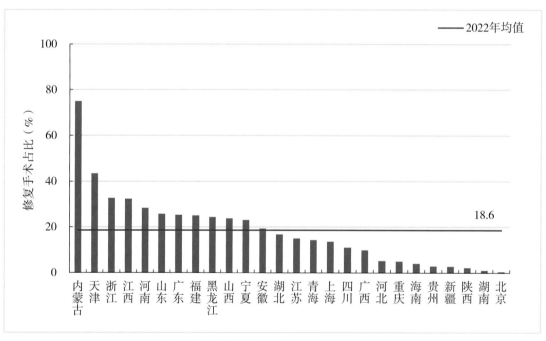

图2-6-28　2022年各省（自治区、直辖市）单纯二尖瓣手术中修复手术占比

注：甘肃、吉林、辽宁、云南、西藏未纳入。

（2）血制品使用

CCSR中单纯二尖瓣手术至少一种血制品的使用率约为46.2%，各省（自治区、直辖市）的情况见图2-6-29。

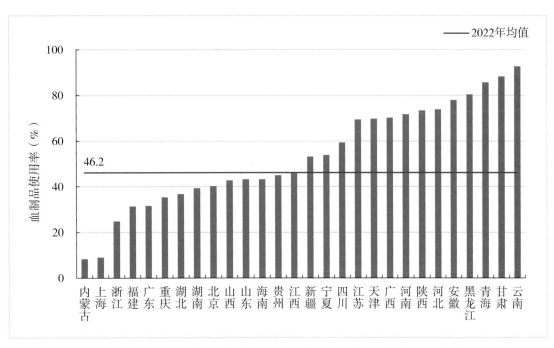

图2-6-29　2022年各省（自治区、直辖市）单纯二尖瓣手术血制品使用率
注：吉林、辽宁、西藏未纳入。

（3）二级预防药物的使用

单纯二尖瓣手术二级预防药物中出院华法林使用率为82.3%，各省（自治区、直辖市）的情况见图2-6-30。

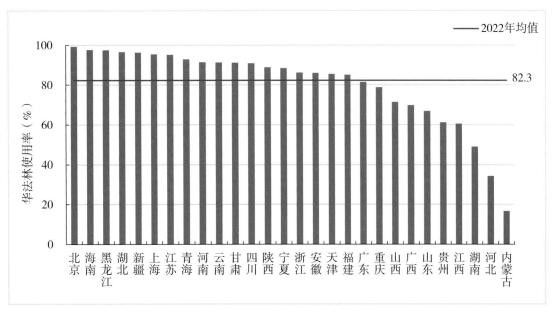

图2-6-30　2022年各省（自治区、直辖市）单纯二尖瓣手术后出院华法林使用率
注：吉林、辽宁、西藏未纳入。

（4）住院时长

HQMS数据显示，2022年单纯二尖瓣手术患者中位住院时长为19（14，26）天。各省（自治区、直辖市）中位住院时长存在差异，最长为27天，最短为13天（图2-6-31）。

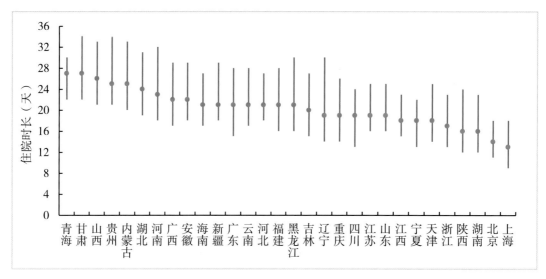

图2-6-31　2022年各省（自治区、直辖市）单纯二尖瓣手术患者住院时长

注：蓝线代表四分位数间距，橘色点代表中位数。西藏未纳入。

（5）住院死亡率

单纯二尖瓣手术患者住院死亡率为1.2%。调整患者年龄、性别等人口学特征，以及合并症等临床特征，计算医院水平风险标化住院死亡率为0.9%。

各省（自治区、直辖市）二尖瓣手术患者住院死亡率及风险标化住院死亡率见图2-6-32。风险标化住院死亡率最高（3.9%）和最低（0.5%）相差6.8倍。

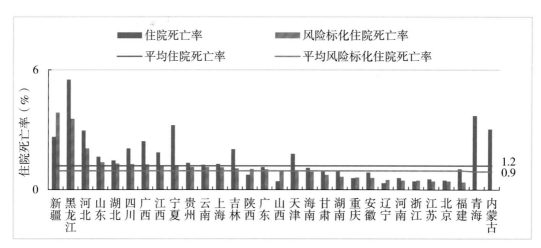

图2-6-32　2022年各省（直辖市，自治区）单纯二尖瓣手术患者住院死亡率

注：按照2022年风险标化住院死亡率从高到低排序。青海、内蒙古无法计算风险标化死亡率。西藏未纳入。

（6）非康复离院率

单纯二尖瓣手术患者的非康复离院率为2.9%。调整患者年龄、性别等人口学特征，以及合并症等临床特征，计算医院水平风险标化非康复离院率为2.5%。

各省（自治区、直辖市）二尖瓣手术患者非康复离院率及风险标化非康复离院率见图2-6-33。风险标化非康复离院率最高（6.8%）和最低（0.9%）相差6.6倍。

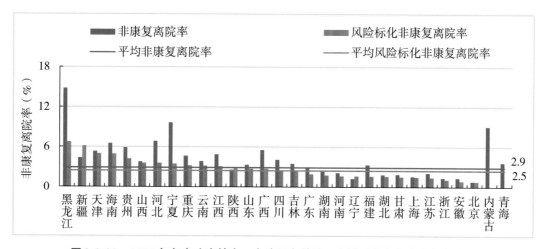

图2-6-33　2022年各省（直辖市，自治区）单纯二尖瓣手术患者非康复离院率

注：按照2022年风险标化非康复离院率从高到低排序。青海、内蒙古无法计算风险标化非康复离院率。西藏未纳入。

4. 单纯主动脉瓣手术质量指标

报告采用CCSR和国家单病种质量管理与控制平台上报数据对单纯主动脉瓣手术的质量指标进行评价。

（1）人工瓣不匹配占比

单纯主动脉瓣手术人工瓣不匹配（patient-prosthesis mismatch，PPM）患者占比为11.7%。各省（自治区、直辖市）的情况见图2-6-34。

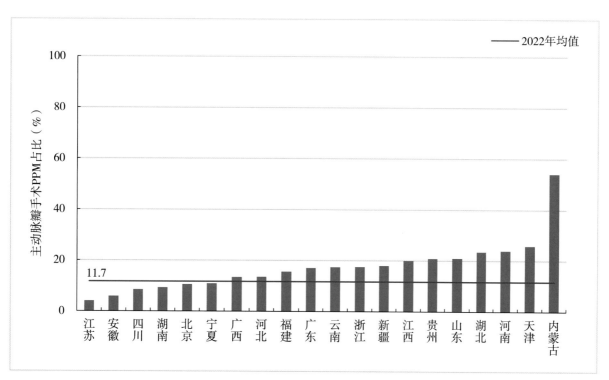

图2-6-34　2022年各省（自治区、直辖市）单纯主动脉瓣手术PPM占比

注：甘肃、黑龙江、吉林、辽宁、山西、陕西、上海、重庆、海南、西藏、青海未纳入。

（2）血制品使用

CCSR中单纯主动脉瓣手术血制品使用率约为55.3%，不同省（自治区、直辖市）情况见图2-6-35。

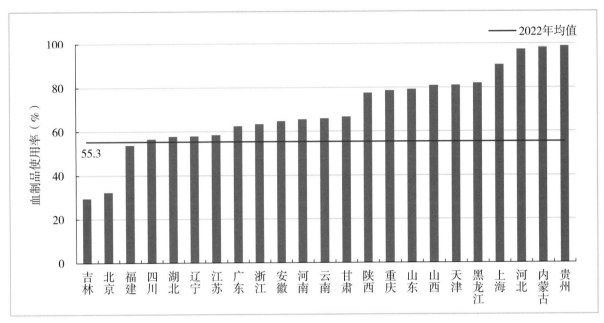

图2-6-35　2022年各省（自治区、直辖市）单纯主动脉瓣手术血制品使用率

注：湖南、新疆、海南、江西、广西、西藏、青海、宁夏未纳入。

（3）二级预防药物的使用

单纯主动脉瓣手术患者二级预防药物中出院华法林使用率为58.7%，各省（自治区、直辖市）使用率见图2-6-36。

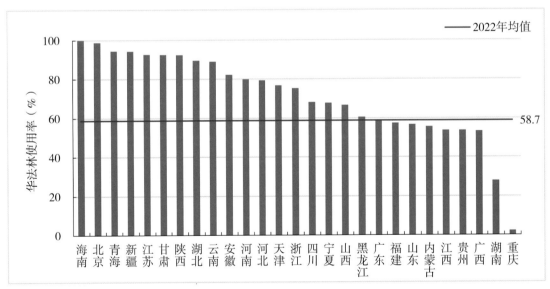

图2-6-36　2022年各省（自治区、直辖市）单纯主动脉瓣手术后出院华法林使用率

注：西藏、上海、辽宁、吉林未纳入。

（4）住院时长

HQMS数据显示，2022年单纯主动脉瓣手术患者中位住院时长为18（14，25）天。各省（自治区、直辖市）中位住院时长存在差异，最长为27.5天，最短为12天（图2-6-37）。

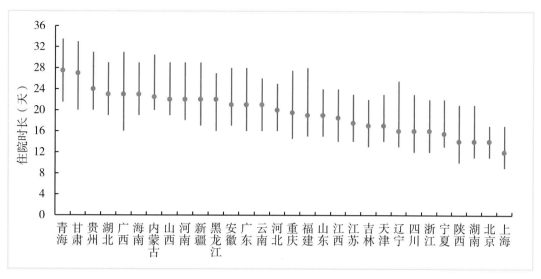

图 2-6-37　2022 年各省（自治区、直辖市）单纯主动脉瓣手术患者住院时长

注：蓝线代表四分位数间距，橘色点代表中位数。西藏未纳入。

（5）住院死亡率

单纯主动脉瓣手术患者的住院死亡率为 1.0%。调整患者年龄、性别等人口学特征，以及合并症等临床特征，计算医院水平风险标化住院死亡率为 0.6%。

各省（自治区、直辖市）单纯主动脉瓣手术患者住院死亡率及风险标化住院死亡率见图 2-6-38。风险标化住院死亡率最高（0.7%）和最低（0.4%）相差 0.8 倍。

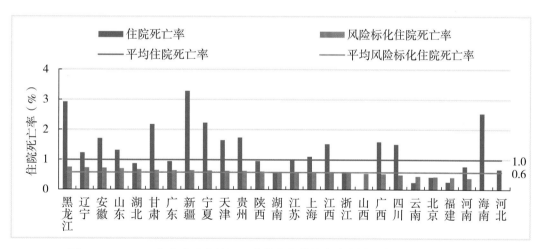

图 2-6-38　2022 年各省（自治区、直辖市）单纯主动脉瓣手术患者住院死亡率

注：按照 2022 年风险标化住院死亡率从高到低排序。山西、内蒙古、吉林、重庆、青海未发生住院死亡，海南、河北、内蒙古、吉林、重庆、青海无法计算风险标化住院死亡率。西藏未纳入。

（6）非康复离院率

主动脉瓣手术患者非康复离院率为 2.2%。调整患者年龄、性别等人口学特征，以及合并症等临床特征，计算医院水平风险标化非康复离院率为 1.4%。

各省（自治区、直辖市）主动脉瓣手术患者非康复离院率及风险标化非康复离院率见图 2-6-39。风险标化非康复离院率最高（4.1%）和最低（0.7%）相差 3.9 倍。

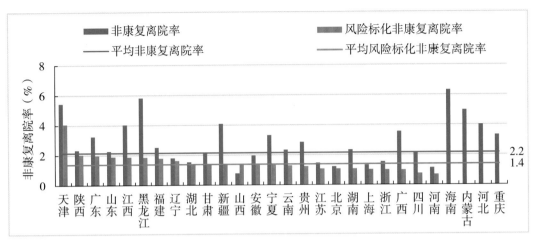

图2-6-39　2022年各省（自治区、直辖市）单纯主动脉瓣手术患者非康复离院率

注：按照2022年风险标化非康复离院率从高到低排序。吉林、青海未出现住院死亡，海南、河北、青海、内蒙古、吉林、重庆无法计算风险标化非康复离院率。西藏未纳入。

（四）先心病开放手术

1. 医疗服务量

HQMS数据显示，2022年开展先天性心脏病（简称"先心病"）开放手术的医院有613家，其中三级医院563家，二级医院50家。上述医院共开展先心病开放手术9438例，其中三级医院占98.7%。

能开展先心病开放手术的医院数量平均为0.4家/百万人口。各省（自治区、直辖市）开展先心病开放手术医院数量分布于0.2 ～ 0.8家/百万人口之间（图2-6-40）。

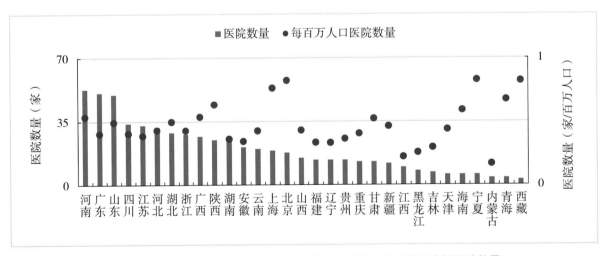

图2-6-40　2022年各省（自治区、直辖市）开展先心病开放手术的医院数量

注：按照2022年医院数量从多到少排序。

先心病开放手术例数为0.7例/十万人口，各省（自治区、直辖市）先心病开放手术例数分布于0.1 ～ 3.9例/十万人口之间（图2-6-41）。

2022年不同先心病开放手术规模的医院数量见图2-6-42。

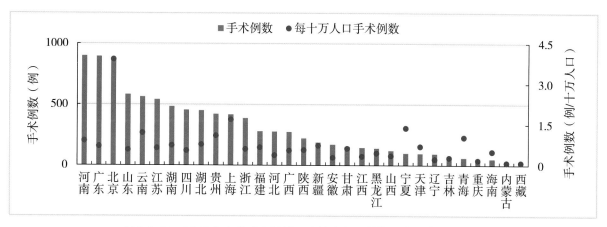

图2-6-41　2022年各省（自治区、直辖市）开展先心病开放手术例数

注：按照2022年手术例数从多到少排序。

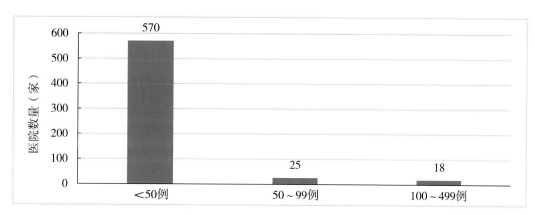

图2-6-42　2022年不同手术规模医院数量分布

2. 结果质控指标

（1）住院时长

HQMS数据显示，2022年先心病开放手术患者中位住院时长为15（11，20）天。各省（自治区、直辖市）中位住院时长存在差异，最长为20天，最短为11天（图2-6-43）。

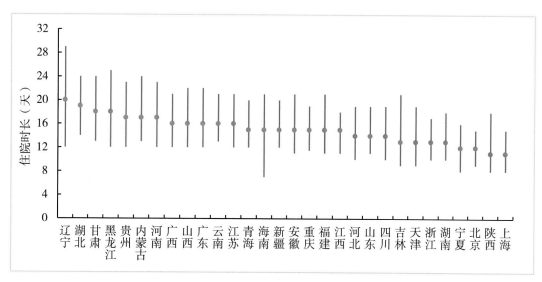

图2-6-43　2022年各省（自治区、直辖市）先心病开放手术患者住院时长

注：蓝线代表四分位数间距，橘色点代表中位数。西藏未纳入。

（2）住院死亡率

先心病开放手术患者住院死亡率为0.5%。各省（自治区、直辖市）住院死亡率见图2-6-44。10个省（自治区、直辖市）未出现先心病开放手术住院死亡。

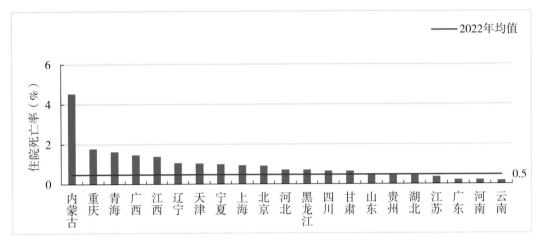

图2-6-44　2022年各省（自治区、直辖市）先心病开放手术患者住院死亡率
注：吉林、新疆、山西、陕西、湖南、海南、安徽、浙江、福建、西藏未出现住院死亡。

（3）非康复离院率

先心病开放手术患者非康复离院率为1.4%。调整患者年龄、性别等人口学特征，以及合并症等临床特征，计算医院水平风险标化非康复离院率为0.8%（图2-6-45）。

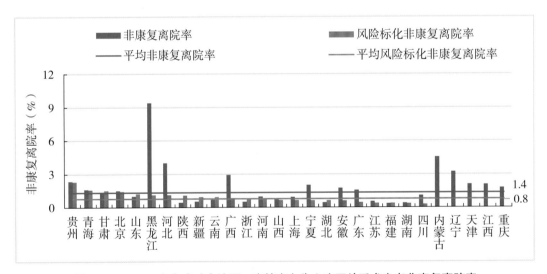

图2-6-45　2022年各省（自治区、直辖市）先心病开放手术患者非康复离院率
注：按照2022年风险标化非康复离院率从高到低排序。吉林、海南未出现非康复离院，吉林、江西、内蒙古、海南、天津、辽宁、重庆、西藏无法计算风险标化非康复离院率。

（五）分析小结

1. 心脏外科医疗院内结局良好，但过程质量重视程度不足

随着心血管外科技术的不断发展，整体的心血管外科住院结局与发达国家水平持平或更优。结局

指标的现状体现了近年来医疗质量控制的卓越成果。另外，心血管外科诊疗过程的规范性仍然不足，部分质量指标的表现情况仍整体落后于欧美国家，如CABG乳内动脉桥使用率、二级预防药物使用率、血制品使用率等均有待改善。国际先进经验显示，过程指标是影响患者的近远期预后的重要因素，同时也与患者远期医疗资源花费密切相关。因此，有必要集中精力开展医疗过程指标的监察和改进，推进医疗服务有效性的持续改善，以实现整体医疗质量的稳步提高。

2. 医疗结局的地区和医院间差异显著

本次分析中重点评价了各省（自治区、直辖市）的医疗质量现状，大部分指标都呈现出总体结局尚可，但地区和医院间差异显著的问题。差异代表了医疗质量可改善的空间。同时不同地区常见病种及术式存在差异，存在特征性质量问题，因此需要因地制宜地开展针对性质控工作。

3. 心血管外科主要术式的医疗质量监测网络覆盖较全面，医疗过程和结果指标的监测维度需拓展和常规化

依据《全面提升医疗质量行动计划（2023—2025年）》中的工作目标，未来将利用3年时间，完善质量安全管理体系和管理机制，进一步巩固基础医疗质量安全管理，提升医疗质量安全管理精细化、科学化、规范化程度，提升重大疾病诊疗能力和医疗质量安全水平。心脏外科治疗是守卫心血管病患者生命健康的最后防线，也常被患者及家属寄予厚望。HQMS监测结果显示与国际相比，我们主要心脏外科术式的住院死亡率已经处于较低水平，但患者的整体救治效果还需要更全面的评价，医疗过程和结果指标监测的类型和广度还需进一步提升。未来质控工作将把临床诊疗的技术和能力提升作为工作重点，重点关注心脏外科诊疗的规范性，实现更全面地对心脏外科手术的医疗质量进行常态化评价，同时，还能多维度地推动心血管系统疾病的手术质量安全行动。

4. 全面提升全国心脏外科专科能力，降低地区间差异

针对各省的特征性问题，开展专项质控工作，是整体提高我国心脏外科医疗质量，降低地区间差异的主要方法。2023年4月，国家卫生健康委员会医政司医疗质量与评价处召集国家心血管系统疾病医疗质量控制中心开展心脏外科的临床专科能力评估试点工作，旨在引领专科发展方向，优化专科资源配置，调动行业积极性，引导地方政府投入。国家心血管系统疾病医疗质量控制中心将开展新一轮有针对性的医疗质量改进工作，通过各地医疗机构医疗质量的反馈、提醒、教育、培训等措施，促进整体水平提升。同时，报告后续将重点关注结果指标表现较差的地区和单位，深入分析出现手术安全性问题的主要原因，并制定相应的准入、培训、质控策略，督促各单位重视患者的围手术期管理和并发症预防、早期处理。

主　　审：陈寄梅　郑　哲　董念国

执 笔 人：顾大川

七、血管外科

本部分数据来源于HQMS和国家单病种质量管理与控制平台，HQMS数据用于分析2022年血管外科医疗服务量和结果质控指标，国家单病种质量管理与控制平台数据用于分析2022年血管外科诊疗过程质控指标。

（一）整体情况

HQMS数据显示，2022年收治主动脉疾病住院患者（出院诊断包含主动脉疾病且年龄≥18岁）的医院有3722家，占HQMS中收治心血管病住院患者医院数量的65.9%。上述医院共收治主动脉疾病住院患者12.8万例。

（二）主动脉腔内手术

1. 医疗服务量

2022年开展主动脉腔内修复手术的医院有1304家，其中三级医院1089家，二级医院215家。上述医院开展主动脉腔内修复手术4.5万例，其中胸主动脉腔内修复手术（thoracic endovascular aortic repair，TEVAR）2.4万例（53.0%），腹主动脉腔内修复手术（endovascular abdominal aortic repair，EVAR）1.7万例（36.9%），不能明确区分胸腹主动脉的腔内手术4587例（10.1%）。在所有接受主动脉腔内手术患者中，45.8%的患者以急诊方式入院，52.1%患者以门诊方式入院。

各省（自治区、直辖市）开展主动脉腔内修复手术的医院数量及手术例数见图2-7-1和图2-7-2。

接受主动脉腔内手术的患者平均年龄为（62.5±12.9）岁，女性占17.5%。合并疾病居前三位的是高血压、肝脏疾病和脑卒中，占比分别为74.1%、16.1%和15.6%，合并其他疾病情况见表2-7-1。

2. 结果质控指标

（1）住院时长

2022年主动脉腔内手术患者中位住院时长为12（9，17）天，三级医院和二级医院均为12（9，17）天。各省（自治区、直辖市）中位住院时长存在差异，最长为16天，最短为9天（图2-7-3）。

（2）住院死亡率

主动脉腔内手术患者住院死亡率为1.4%，三级医院和二级医院分别为1.4%、1.5%。调整患者年龄、性别等人口学特征，以及合并症等临床特征，计算医院水平风险标化住院死亡率为1.3%。

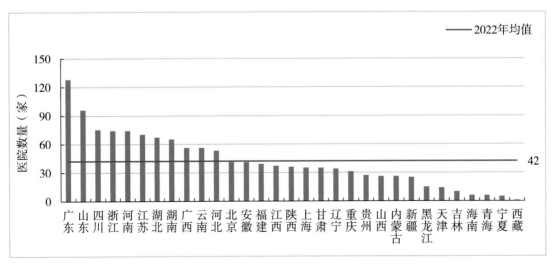

图2-7-1　2022年各省（自治区、直辖市）开展主动脉腔内手术的医院数量

注：西藏有1家医院开展治疗。

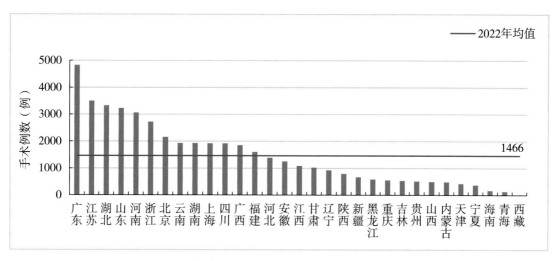

图2-7-2 2022年各省（自治区、直辖市）开展主动脉腔内手术例数

注：西藏上报5例。

表2-7-1 2022年主动脉腔内手术患者特征

特征	总体	三级医院	二级医院
人口学特征			
年龄（岁）*	62.5±12.9	62.5±12.9	64.2±12.3
女性（%）	17.5	17.4	20.3
合并疾病（%）			
高血压	74.1	74.1	75.0
肝脏疾病	16.1	16.1	14.5
脑卒中	15.6	15.5	20.6
慢性阻塞性肺疾病	12.4	12.4	13.7
糖尿病	10.7	10.7	10.5
肾脏疾病	9.8	9.8	8.1
血脂异常	6.7	6.6	9.6
恶性肿瘤	2.5	2.5	2.5

注：*均数±标准差。

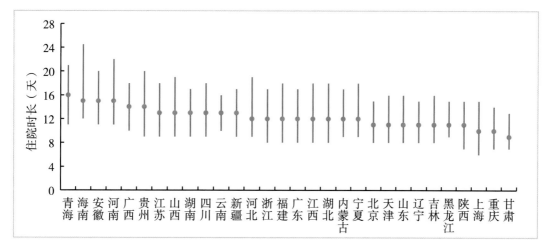

图2-7-3 2022年各省（自治区、直辖市）主动脉腔内手术患者住院时长

注：蓝线代表四分位数间距，橘色点代表中位数。西藏未纳入。

各省（自治区、直辖市）主动脉腔内手术患者住院死亡率及风险标化住院死亡率见图2-7-4。风险标化住院死亡率最高（2.7%）和最低（0.5%）相差4.4倍。

（3）非康复离院率

主动脉腔内手术患者非康复离院率（离院方式为住院死亡或非医嘱离院）为4.2%，三级医院和二级医院分别为4.1%、7.7%。调整患者年龄、性别等人口学特征，以及合并症等临床特征，计算医院水平风险标化非康复离院率为3.7%。

各省（自治区、直辖市）主动脉腔内手术患者非康复离院率及风险标化非康复离院率见图2-7-5。风险标化非康复离院率最高（8.3%）和最低（1.6%）相差4.2倍。

以各省（自治区、直辖市）内医院间非康复离院率的四分位数间距（四分位数间距＝上四分位数－下四分位数，数值越小代表省内医院间的差异越小）作为地区内的医院间变异大小的评价指标。2022年，有18个省（自治区、直辖市）的主动脉腔内手术患者非康复离院率地区内的医院间变异小于整体平均水平（图2-7-6）。

有11个省（自治区、直辖市）的非康复离院率低于整体平均水平，且地区内医院间的变异小于整体医院间的平均变异水平，11个省（自治区、直辖市）的非康复离院率高于整体水平，且地区内医院间的变异大于整体医院间的变异水平，7个省（自治区、直辖市）的非康复离院率高于整体水平，地区内医院间的变异小于整体医院间的变异水平（图2-7-7）。

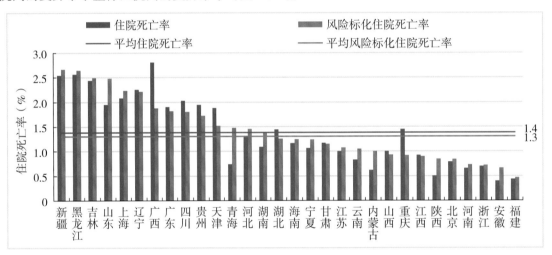

图2-7-4　2022年各省（自治区、直辖市）主动脉腔内手术患者住院死亡率

注：按照2022年风险标化住院死亡率从高到低排序。西藏未纳入。

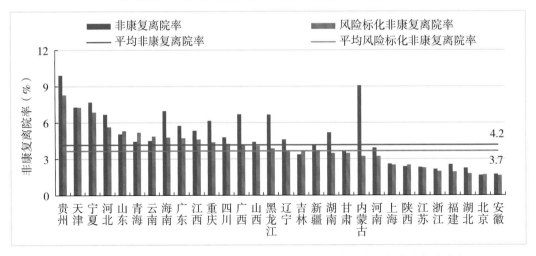

图2-7-5　2022年各省（自治区、直辖市）主动脉腔内手术患者非康复离院率

注：按照2022年风险标化非康复离院率从高到低排序。西藏未纳入。

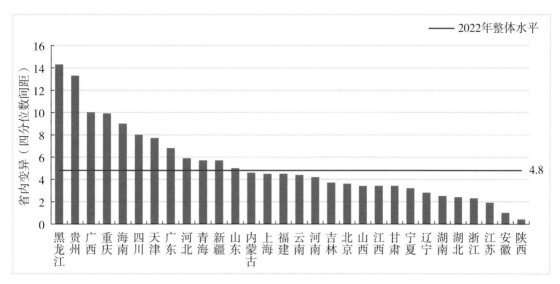

图2-7-6　2022年各省（自治区、直辖市）内主动脉腔内手术患者非康复离院率同质性

注：西藏未纳入。

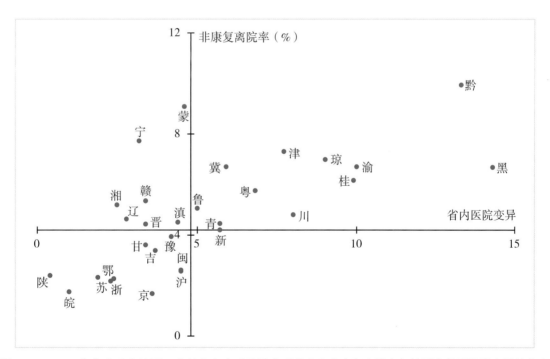

图2-7-7　2022年各省（自治区、直辖市）主动脉腔内手术患者非康复离院率与地区内的医院间变异的分布

注：纵轴，非康复离院率地区内整体水平（代表医疗质量地区内的平均水平）。横轴，基于医院水平的非康复离院率四分位数间距（采用四分位数间距展示医疗质量地区内的医院间变异）。纵轴与横轴交叉点为非康复离院率平均水平和医院间变异的均值（4.2，4.8），纵轴左侧的省（自治区、直辖市）代表该地区的非康复离院率地区内的医院间变异低于整体平均水平，横轴上方的省（自治区、直辖市）代表该地区的非康复离院率高于整体平均水平。

非康复离院率低于整体水平，且地区内的医院间变异小于整体医院间变异水平的地区有福建、上海、河南、吉林、甘肃、北京、湖北、浙江、江苏、安徽、陕西。

非康复离院率高于整体水平，且地区内的医院间变异大于整体医院间变异水平的地区有黑龙江、贵州、重庆、广西、海南、天津、四川、河北、广东、青海、山东。

非康复离院率高于整体水平，地区内的医院间变异小于整体医院间变异水平的地区有内蒙古、云南、山西、宁夏、江西、湖南、辽宁。

非康复离院率低于整体水平，地区内的医院间变异大于整体医院间变异水平的地区无。

西藏未纳入。

（4）30天再入院率

主动脉腔内手术患者30天再入院率为7.5%，三级医院和二级医院分别为6.6%和37.6%。各省（自治区、直辖市）30天再入院率最高（15.1%）和最低（3.4%）相差3.4倍（图2-7-8）。

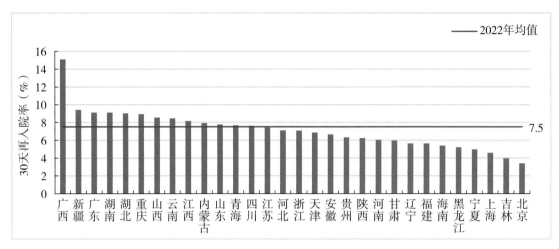

图2-7-8 2022年各省（自治区、直辖市）主动脉腔内手术患者30天再入院率

注：西藏未纳入。

（三）主动脉开放手术

1. 医疗服务量

2022年开展主动脉开放手术的医院有518家。其中三级医院498家，二级医院20家。上述医院共开展主动脉开放手术2.2万例，其中三级医院2.2万例，二级医院24例。上述医院开展带主动脉瓣人工血管升主动脉替换（Bentall）手术5825例，全弓置换手术1.0万例。在所有接受主动脉开放手术患者中，53.3%的患者以急诊方式入院，44.1%患者以门诊方式入院。

各省（自治区、直辖市）开展主动脉开放手术的医院数量及手术例数见图2-7-9和图2-7-10。

2022年接受主动脉开放手术的患者平均年龄为（54.7±12.6）岁，女性占25.5%。合并疾病居前三的是高血压、肝脏疾病和肾脏疾病，占比分别为60.9%、19.5%和16.6%，合并其他疾病情况见图2-7-11。

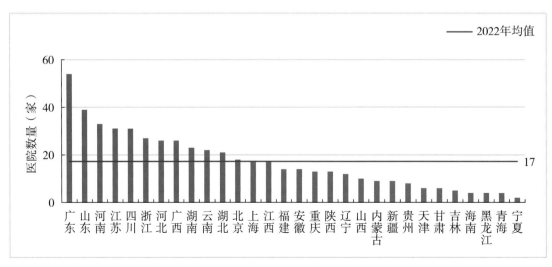

图2-7-9 2022年各省（自治区、直辖市）开展主动脉开放手术的医院数量

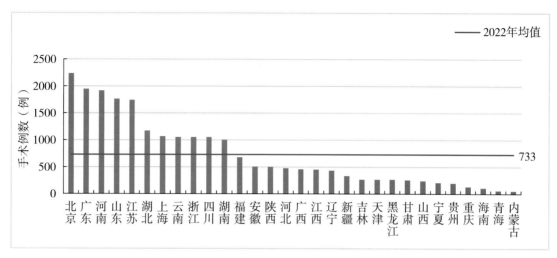

图2-7-10　2022年各省（自治区、直辖市）开展主动脉开放手术例数
注：西藏未纳入。

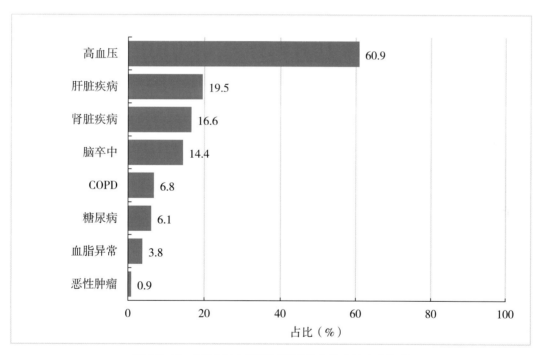

图2-7-11　2022年主动脉开放手术患者合并疾病情况
注：COPD，慢性阻塞性肺疾病。

2. 结果质控指标

（1）住院时长

2022年主动脉开放手术患者中位住院时长为19（14，26）天，三级医院为19（14，26）天，二级医院为18.5（12.5，27）天。各省（自治区、直辖市）中位住院时长存在差异，最长为25天，最短为14天（图2-7-12）。

（2）住院死亡率

主动脉开放手术患者住院死亡率为4.8%。调整患者年龄、性别等人口学特征，以及合并症等临床特征，计算医院水平风险标化住院死亡率为3.6%。

各省（自治区、直辖市）主动脉开放手术患者住院死亡率及风险标化住院死亡率见图2-7-13。风险

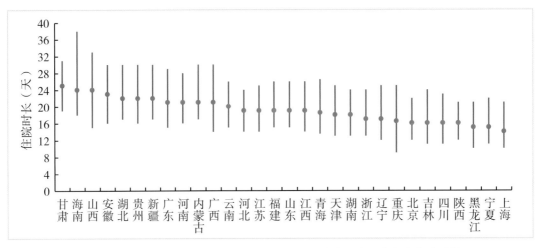

图2-7-12　2022年各省（自治区、直辖市）主动脉开放手术患者住院时长

注：蓝线代表四分位数间距，橘色点代表中位数。西藏未纳入。

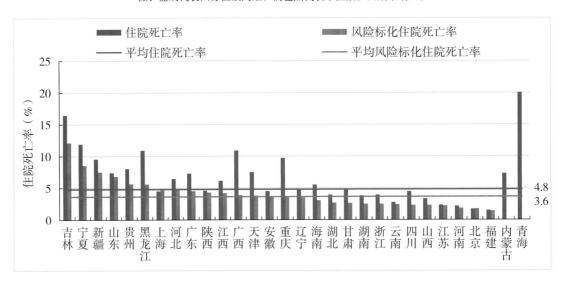

图2-7-13　2022年各省（自治区、直辖市）主动脉开放手术患者住院死亡率

注：按照2022年风险标化住院死亡率从高到低排序。内蒙古、青海无法计算风险标化住院死亡率。西藏未纳入。

标化住院死亡率最高（12.1%）和最低（1.4%）相差7.6倍。

以各省（自治区、直辖市）内医院间住院死亡率的四分位数间距作为地区内的医院间变异大小的评价指标。2022年，有17个省（自治区、直辖市）的主动脉开放手术患者住院死亡率地区内的医院间变异小于整体平均水平（图2-7-14）。

有11个省（自治区、直辖市）的住院死亡率低于整体水平，且地区内医院间的变异小于整体医院间的变异水平，10个省（自治区、直辖市）的住院死亡率高于整体水平，且地区内的医院间变异大于整体医院间的变异水平，6个省（自治区、直辖市）住院死亡率高于整体水平，地区内的医院间变异小于整体医院间的变异水平，3个省（自治区、直辖市）的住院死亡率低于整体水平，地区内的医院间变异大于整体医院间的变异水平（图2-7-15）。

（3）非康复离院率

主动脉开放手术患者非康复离院率为10.1%。调整患者年龄、性别等人口学特征，以及合并症等临床特征，计算医院水平风险标化非康复离院率为8.3%。

各省（自治区、直辖市）主动脉开放手术患者非康复离院率及风险标化非康复离院率见图2-7-16。风险标化非康复离院率最高（19.0%）和最低（3.5%）相差4.4倍。

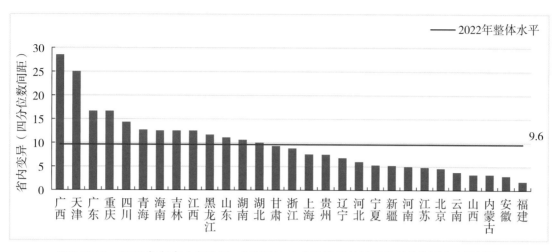

图2-7-14　2022年各省（自治区、直辖市）内主动脉开放手术患者住院死亡率同质性

注：陕西四分位数间距为0。西藏未纳入。

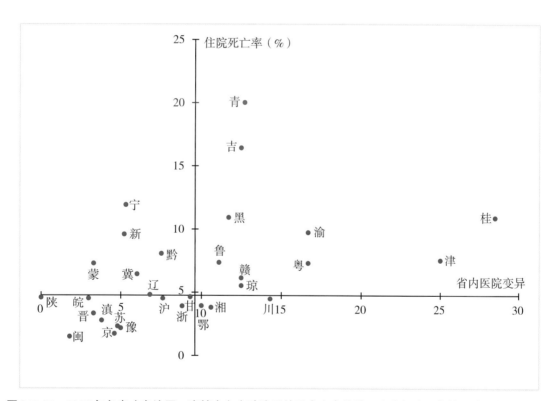

图2-7-15　2022年各省（自治区、直辖市）主动脉开放手术患者住院死亡率与地区内的医院间变异的分布

注：纵轴，住院死亡率地区内整体水平（代表医疗质量地区内的平均水平）。横轴，基于医院水平的住院死亡率四分位数间距（采用四分位数间距展示医疗质量地区内的医院间变异）。纵轴与横轴交叉点为住院死亡率平均水平和医院间变异的均值（4.8，9.6），纵轴左侧的省（自治区、直辖市）代表该地区的住院死亡率地区内的医院间变异低于整体平均水平，横轴上方的省（自治区、直辖市）代表该地区的住院死亡率高于整体平均水平。

非康复离院率低于整体水平，且地区内的医院间变异小于整体医院间变异水平的地区有上海、浙江、江苏、河南、云南、北京、山西、福建、陕西、安徽、甘肃。

非康复离院率高于整体水平，且地区内的医院间变异大于整体医院间变异水平的地区有广西、天津、青海、吉林、黑龙江、重庆、广东、山东、江西、海南。

非康复离院率高于整体水平，地区内的医院间变异小于整体医院间变异水平的地区有贵州、新疆、河北、内蒙古、辽宁、宁夏。

非康复离院率低于整体水平，地区内的医院间变异大于整体医院间变异水平的地区有湖南、湖北、四川。

西藏未纳入。

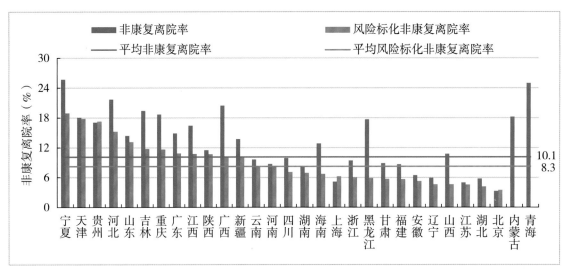

图2-7-16　2022年各省（自治区、直辖市）主动脉开放手术患者非康复离院率

注：按照2022年风险标化非康复离院率从高到低排序。内蒙古、青海无法计算风险标化非康复离院率。西藏未纳入。

以各省（自治区、直辖市）内医院间非康复离院率的四分位数间距作为地区内的医院间变异大小的评价指标。2022年，有19个省（自治区、直辖市）的主动脉开放手术患者非康复离院率地区内的医院间变异小于整体平均水平（图2-7-17）。

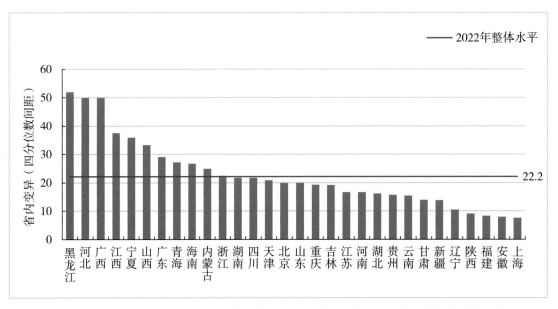

图2-7-17　2022年各省（自治区、直辖市）内主动脉开放手术患者非康复离院率同质性

注：西藏未纳入。

有12个省（自治区、直辖市）的非康复离院率低于整体平均水平，且地区内医院间的变异小于整体医院间的平均变异水平，10个省（自治区、直辖市）的非康复离院率高于整体水平，且地区内医院间的变异大于整体医院间的变异水平，7个省（自治区、直辖市）非康复离院率高于整体水平，地区内医院间的变异小于整体医院间的变异水平，有1个省（自治区、直辖市）的非康复离院率低于整体水平，地区内医院间的变异水平大于整体医院间的变异水平。

（4）30天再入院率

主动脉开放手术患者30天再入院率为8.8%。各省（自治区、直辖市）30天再入院率见图2-7-19，

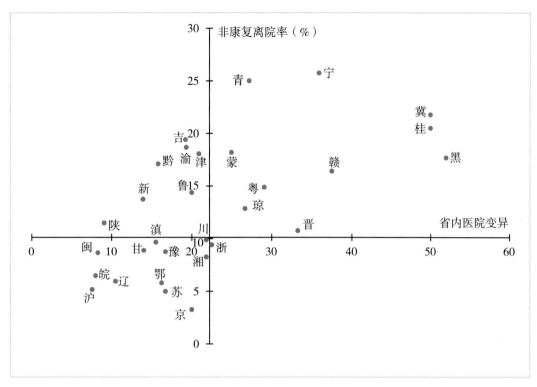

图2-7-18　2022年各省（自治区、直辖市）主动脉开放手术治疗患者非康复离院率与地区内的医院间变异的分布

注：纵轴，非康复离院率地区内整体水平（代表医疗质量地区内的平均水平）。横轴，基于医院水平的非康复离院率四分位数间距（采用四分位数间距展示医疗质量地区内的医院间变异）。纵轴与横轴交叉点为非康复离院率平均水平和医院间变异的均值（10.1，22.2），纵轴左侧的省（自治区、直辖市）代表该地区的非康复离院率地区内的医院间变异低于整体平均水平，横轴上方的省（自治区、直辖市）代表该地区的非康复离院率高于整体平均水平。

非康复离院率低于整体水平，且地区内的医院间变异小于整体医院间变异水平的地区有四川、湖南、云南、河南、甘肃、湖北、江苏、北京、福建、辽宁、安徽、上海。

非康复离院率高于整体水平，且地区内的医院间变异大于整体医院间变异水平的地区有黑龙江、河北、广西、宁夏、江西、青海、内蒙古、广东、海南、山西。

非康复离院率高于整体水平，地区内的医院间变异小于整体医院间变异水平的地区有吉林、天津、重庆、贵州、山东、新疆、陕西。

非康复离院率低于整体水平，地区内的医院间变异大于整体医院间变异水平的地区有浙江。

西藏未纳入。

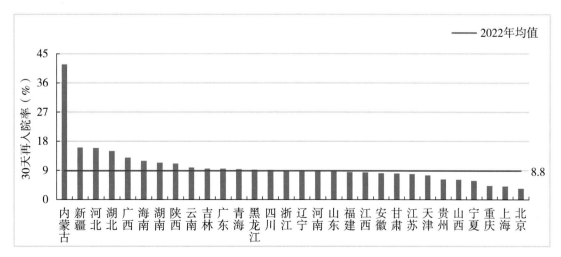

图2-7-19　2022年各省（自治区、直辖市）主动脉开放手术患者30天再入院率

注：西藏未纳入。

最高（41.7%）和最低（3.4%）相差11.3倍。

（四）重点术式现状及差异分析

国家单病种质量管理与控制平台数据显示，2022年上报主动脉腔内手术病例的医院共274家，其中三级医院263家，二级医院11家。上述医院共开展主动脉腔内手术5627例，其中TEVAR手术3124例，术中主动脉重要分支重建比例为22.5%，在进行了分支重建的患者中，左锁骨下动脉重建比例为94.1%。TEVAR术中牺牲左锁骨下动脉的比例为1.7%。1962例EVAR手术患者中牺牲髂内动脉的比例为6.8%。

HQMS数据显示，不同手术规模医院的TEVAR、EVAR、Bentall、全弓置换患者的住院结局存在显著差异。住院死亡率、非医嘱离院率均随年手术量规模增长而呈下降的趋势。TEVAR和EVAR年手术例数小于50台医院的住院死亡率、非医嘱离院率明显高于年手术例数大于100台的医院；Bentall手术年手术量小于10例的医院的住院死亡率、非医嘱离院率较高。全弓置换术的住院死亡率、非医嘱离院率在年手术量超过50例的医院显著降低（图2-7-20）。

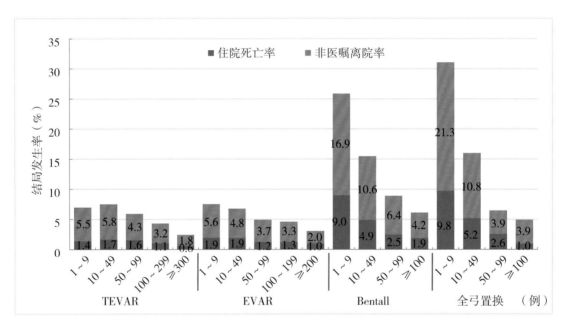

图2-7-20　2022年不同年手术量医院的4种主动脉手术住院结局情况
注：TEVAR，胸主动脉腔内修复手术；EVAR，腹主动脉腔内修复手术；Bentall，带主动脉瓣人工血管升主动脉替换手术。

（五）重点疾病诊断现状及差异分析

血管外科重点疾病质控指标分析主要针对主动脉夹层和主动脉瘤，数据来源于HQMS。

1. 主动脉夹层

（1）医院数量

2022年收治主动脉夹层患者的医院有3344家，占HQMS中收治心血管病住院患者医院数量的59.2%。

（2）患者数量

收治主动脉夹层住院患者6.2万例。其中60.5%的住院患者通过急诊收治入院。上述住院患者中，A型夹层患者为2.0万例，B型夹层患者为2.8万例，不能明确判定类型的夹层患者为1.3万例。

（3）患者特征

主动脉夹层住院患者平均年龄为（58.2±13.8）岁，女性占24.7%。主动脉夹层住院患者的年龄分布情况见图2-7-21。

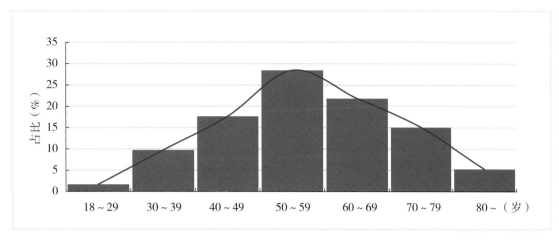

图2-7-21　2022年不同年龄主动脉夹层住院患者的分布

主动脉夹层住院患者合并高血压的比例为76.5%，合并其他疾病情况见图2-7-22。

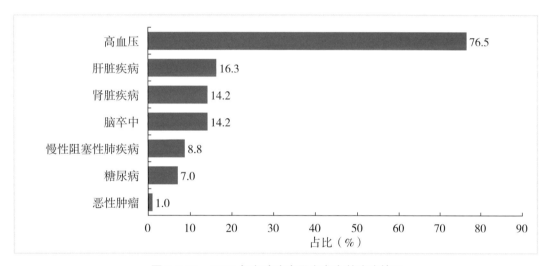

图2-7-22　2022年主动脉夹层患者合并疾病情况

30.0%的主动脉夹层住院患者接受了腔内手术，19.2%的患者接受了开放手术，50.8%的患者未接受手术治疗。

（4）住院结局

主动脉夹层患者的住院死亡率为4.8%，非康复离院率为16.6%。其中，A型夹层的住院死亡率为9.2%，非康复离院率为24.0%。B型夹层的住院死亡率为1.7%，非康复离院率为10.8%。未手术的患者中，58.5%的患者离院方式为医嘱离院，12.7%的患者离院方式为医嘱转院，19.3%的患者为非医嘱离院，6.7%的患者死亡。接受手术患者住院死亡率为3.2%，非康复离院率为8.0%，其中，接受腔内手术患者的住院死亡率为1.0%，非康复离院率为3.9%；接受开放手术住院死亡率为6.5%，非康复离院率为14.3%。

2. 主动脉瘤

（1）医院数量

2022年收治主动脉瘤住院患者的医院有2244家，占HQMS中收治心血管病住院患者医院数量的39.7%。

（2）患者数量

收治主动脉瘤住院患者3.1万例。其中23.9%的住院患者通过急诊收治入院。

（3）患者特征

主动脉瘤住院患者平均年龄为（67.5±12.2）岁，女性占20.6%。主动脉瘤住院患者的年龄分布情况见图2-7-23。

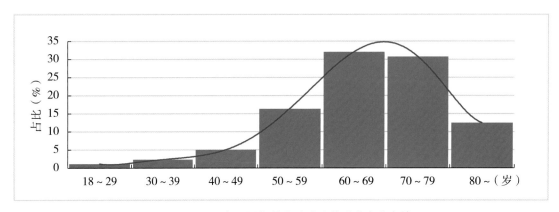

图2-7-23　2022年不同年龄主动脉瘤住院患者分布情况

59.6%的主动脉瘤住院患者合并高血压，合并其他疾病情况见图2-7-24。

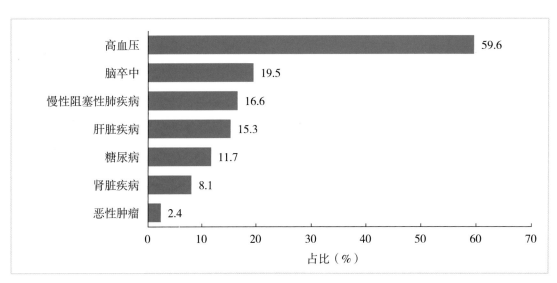

图2-7-24　2022年主动脉瘤住院患者合并疾病情况

42.5%的主动脉瘤住院患者接受腔内手术，13.5%的患者接受开放手术，44.0%的患者未接受手术治疗。

（4）住院结局

主动脉瘤患者的住院死亡率为0.8%，非康复离院率为7.5%。接受手术患者住院死亡率为0.7%，非康复离院率为2.3%，其中，接受腔内手术患者的住院死亡率为0.5%，非康复离院率为2.3%；接受开放手术住院死亡率为1.2%，非康复离院率为2.5%。

（六）分析小结

在国家政策引导、大型医疗中心技术培训加强、基层医院现代化学习手段可及性不断改善等多因素作用下，主动脉疾病诊疗体系从国家级、省级医疗中心向市级甚至少量县级医疗单位扩展。近年来，主动脉疾病诊疗规模整体呈上升趋势，虽略有波动，但4种典型术式手术量均有增长，其中又以主动脉腔内修复术发展相对迅速。下一步工作重点将是继续稳步推进主动脉疾病诊疗技术普及的同时，更加关注如何实现更加优质、更加均质的医疗。

分析近年数据，主动脉疾病的诊疗现状有以下特点值得关注。

1. 主动脉手术规模存在明显的院间差异

少数医院开展了大多数的手术例数。开展主动脉开放手术的医院中，年Bentall手术50例以上的27家（占7.7%）医院，实施了2948例手术（占50.6%）；年全弓置换手术100例以上的25家（占7.4%）医院，实施了4577例手术（占44.6%）。在开展主动脉腔内手术的医院中，年TEVAR手术50例以上的128家（占12.2%）医院，实施了15 279例手术（占63.5%），300例以上6家医院（0.6%），开展了10%的手术；年EVAR手术100例以上的33家（占3.1%）医院，实施了5418例手术（占32.3%），200例以上7家医院（0.67%）开展了10.9%的手术。

2. 主动脉手术医疗质量也存在明显的地区差异和院间差异

2022年主动脉手术医疗质量同质性情况研究显示，主动脉腔内手术有10个省（自治区、直辖市），开放手术有12个省（自治区、直辖市）的非康复离院率高于整体平均水平，且地区内医院间差异较大；在非康复离院率较高、且省内变异较大的省份，省内院间差异较大，省内既存在医疗结果良好的医院，也存在医疗水平相对落后的医院，下一步质控方向可优先考虑省内专项调查，由省内医疗水平较高的医院对较落后的医院进行帮扶培训。2022年，非康复离院率高于整体平均水平，且地区内医院间的变异较小的省（自治区、直辖市），省内整体医疗水平低于国家平均水平，下一步的质控方向是组织专项调查，由其他发达省份医疗质量较高的医院对该省进行整体帮扶培训。由于HQMS尚未覆盖全国，国内部分医院的数据未纳入，这些医院可能在各自省份承担相当比重的手术量，因此联合各省级质控中心进行进一步专项调查，对于质控数据的进一步解读及开展质控干预有很大的必要性。

3. 主动脉手术预后与医院的手术量相关

TEVAR、EVAR、Bentall手术和全弓置换术的住院死亡率、非医嘱离院率有随着医院年手术量规模增长而下降的总体趋势。可能的原因包括在年手术量较少的医院中，缺乏成熟团队、诊疗经验欠丰富、专科医师培训欠完善等，对整体医疗质量指标有较大影响。在推进主动脉诊疗技术向基层医院普及的过程中，对新开展相关技术的医院、手术规模较小的医院进行更多帮扶和质量控制，对相关医院的术者进行科学的培训和考核管理，具有较大必要性，需在今后的质控工作中予以长期重点关注。

4. 与发达国家相比，我国患者临床特征和手术预后存在差异

我国医院TEVAR诊疗经验较为丰富（2018年，我国739个中心16 760例vs国外550个中心2600例）。我们接受TEVAR手术患者人群的平均年龄较国外TEVAR人群约小9岁（均值58.4 vs 67.0），男性所占比例也较高（80.2% vs 65.0%）。TEVAR手术人群病因以主动脉夹层为主（70.2%），而在国外以主动脉瘤（57%）为主。2017—2022年TEVAR的住院死亡率为1.3%～2.0%，住院死亡或非医嘱离院率为4.0%～4.9%，而国外国家数据库2014—2019年TEVAR的住院死亡率为5.4%。TEVAR手术结局与国外数据不能简单直接比较，原因包括：国家间TEVAR患者人群的平均年龄、病种有显著差异；我们有部分自动离院、出院后可能短期内死亡的患者未能在病案首页的住院死亡中体现，故住院死亡与非医嘱离院总和可能更能体现不良医疗结局的真实情况。但总体而言，上述数据显示TEVAR手术的治疗结局并不劣于国外的有关数据。因国际上未见其他3种术式的国家水平的数据发表，暂无法进行对比研究。

主　　审：王深明　舒　畅　李　鑫
执 笔 人：罗明尧　范博文　薛云飞

八、结构性心脏病介入

本部分数据来源于HQMS，用于分析2022年结构性心脏病介入治疗技术医疗服务量和结果质控指标。

（一）整体情况

HQMS数据显示，2022年开展结构性心脏病介入治疗的医院有2677家，占HQMS中收治心血管病住院患者医院数量的47.4%，其中三级医院2074家，二级医院603家。上述医院共开展结构性心脏病介入治疗15.0万例，其中三级医院占97.3%。

（二）先天性心脏病介入

1. 医疗服务量

2022年开展先天性心脏病介入治疗的医院有2068家，其中三级医院1494家，二级医院574家。上述医院共开展先天性心脏病介入治疗13.3万例，其中三级医院占97.1%。各省（自治区、直辖市）开展先天性心脏病介入治疗的医院数量及手术例数分别见图2-8-1和图2-8-2。

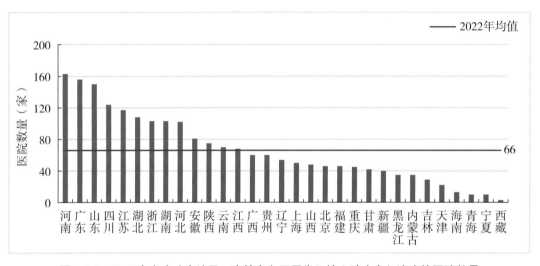

图2-8-1　2022年各省（自治区、直辖市）开展先天性心脏病介入治疗的医院数量

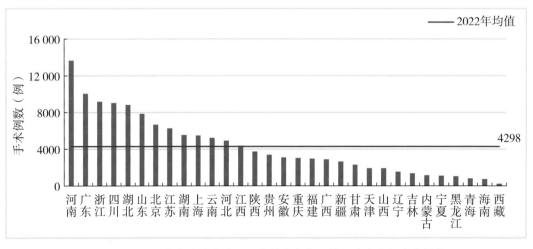

图2-8-2　2022年各省（自治区、直辖市）先天性心脏病介入治疗例数

　　先天性心脏病介入治疗患者平均年龄为（44.2±23.5）岁，女性占51.2%（表2-8-1）。患者合并高血压、慢性阻塞性肺疾病和脑卒中的比例分别为23.2%、15.4%和15.2%，合并其他疾病情况见表2-8-1。

表2-8-1　2022年先天性心脏病介入治疗患者特征

特征	总体	三级医院	二级医院
人口学特征			
年龄（岁）*	44.2±23.5	43.8±23.5	59.4±16.9
女性（%）	51.2	51.6	36.2
合并疾病（%）			
高血压	23.2	22.9	33.3
慢性阻塞性肺疾病	15.4	14.9	32.7
脑卒中	15.2	15.1	20.4
肝脏疾病	8.8	8.7	12.3
恶性肿瘤	8.3	7.8	25.0
糖尿病	8.2	8.1	12.6
血脂异常	7.7	7.7	8.7
肾脏疾病	2.8	2.8	3.6

注：*均数±标准差。

2. 结果质控指标

（1）住院时长

　　2022年先天性心脏病介入治疗患者中位住院时长为6（4，10）天，三级医院为6（4，10）天，二级医院为9（6，13）天。各省（自治区、直辖市）中位住院时长存在差异，最长为8天，最短为4天（图2-8-3）。

（2）住院死亡率

　　先天性心脏病介入治疗患者住院死亡率为0.3%，三级医院和二级医院分别为0.3%、0.9%（图2-8-4）。调整患者年龄、性别等人口学特征，以及合并症等临床特征，计算医院水平风险标化住院死亡率为0.2%（图2-8-4）。

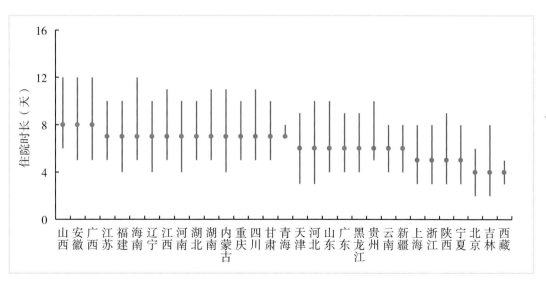

图2-8-3　2022年各省（自治区、直辖市）先天性心脏病介入治疗患者住院时长
注：蓝线代表四分位数间距，橘色点代表中位数。

各省（自治区、直辖市）先天性心脏病介入治疗患者住院死亡率及风险标化住院死亡率见图2-8-5。风险标化住院死亡率最高（0.4%）和最低（0.1%）相差3.0倍（图2-8-5）。

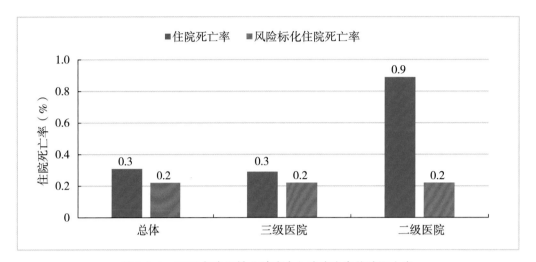

图2-8-4　2022年先天性心脏病介入治疗患者住院死亡率

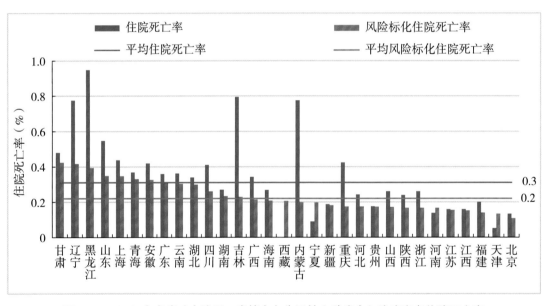

图2-8-5　2022年各省（自治区、直辖市）先天性心脏病介入治疗患者住院死亡率

注：按照2022年风险标化住院死亡率从高到低排序。西藏未出现住院死亡。

以各省（自治区、直辖市）内医院间住院死亡率的四分位数间距（四分位数间距＝上四分位数－下四分位数，数值越小代表省内医院间差异越小）作为地区内的医院间变异大小的评价指标。2022年有12个省（自治区、直辖市）的先天性心脏病介入患者住院死亡率地区内的医院间变异小于整体平均水平（图2-8-6）。

有12个省（自治区、直辖市）的住院死亡率低于整体平均水平，且地区内医院间的变异小于整体医院间的平均变异水平，15个省（自治区、直辖市）的住院死亡率高于整体水平，且地区内的医院间变异大于整体医院间的变异水平，3个省（自治区、直辖市）的住院死亡率低于整体水平，地区内的医院间变异大于整体医院间的变异水平（图2-8-7）。

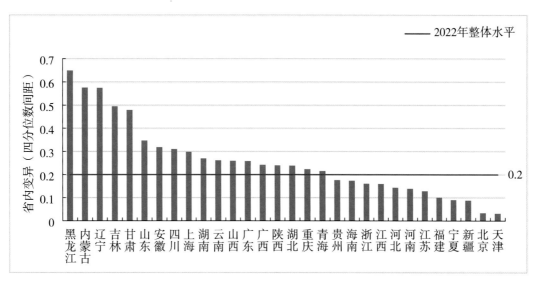

图2-8-6　2022年各省（自治区、直辖市）先天性心脏病介入治疗患者住院死亡率同质性

注：西藏无法计算四分位数间距。

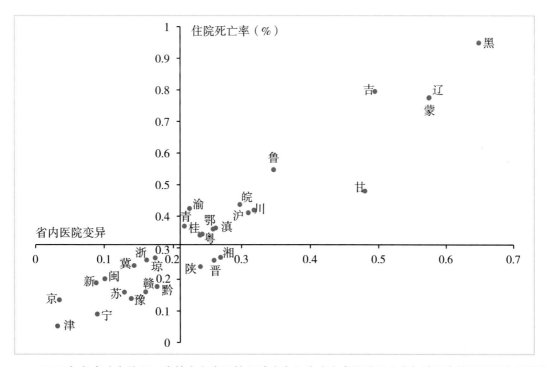

图2-8-7　2022年各省（自治区、直辖市）先天性心脏病介入治疗患者住院死亡率与地区内的医院间变异的分布

注：纵轴，住院死亡率地区内整体水平（代表医疗质量地区内的平均水平）。横轴，基于医院水平的住院死亡率四分位数间距（采用四分位数间距展示医疗质量地区内的医院间变异）。纵轴与横轴交叉点为住院死亡率平均水平和医院间变异的均值（0.3，0.2），纵轴左侧的省（自治区、直辖市）代表该地区的住院死亡率地区内的医院间变异低于整体平均水平，横轴上方的省（自治区、直辖市）代表该地区的住院死亡率高于整体平均水平。

住院死亡率低于整体水平，且地区内的医院间变异小于整体医院间变异水平的地区有北京、福建、贵州、海南、河北、河南、江苏、江西、宁夏、天津、新疆、浙江。

住院死亡率高于整体水平，且地区内的医院间变异大于整体医院间变异水平的地区有安徽、甘肃、广东、广西、黑龙江、湖北、吉林、辽宁、内蒙古、山东、上海、四川、云南、青海、重庆。

住院死亡率高于整体水平，地区内的医院间变异小于整体医院间变异水平的地区无。

住院死亡率低于整体水平，地区内的医院间变异大于整体医院间变异水平的地区有湖南、山西、陕西。

西藏未纳入。

（3）非康复离院率

先天性心脏病介入治疗患者非康复离院率（离院方式为住院死亡或非医嘱离院）为1.8%，三级医院和二级医院分别为1.7%、5.1%（图2-8-8）。调整患者年龄、性别等人口学特征，以及合并症等临床特征，计算医院水平风险标化非康复离院率为1.7%（图2-8-8）。

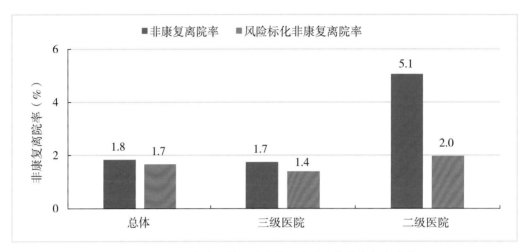

图2-8-8　2022年先天性心脏病介入治疗患者非康复离院率

各省（自治区、直辖市）先天性心脏病介入治疗患者非康复离院率及风险标化非康复离院率见图2-8-9。风险标化非康复离院率最高（4.5%）和最低（0.4%）相差10.3倍（图2-8-9）。

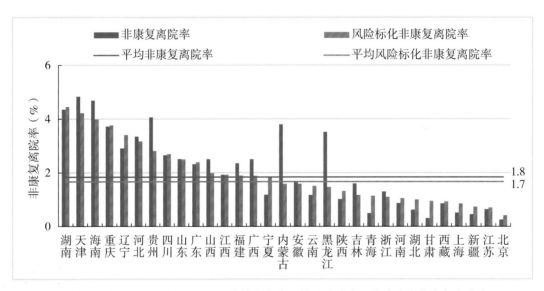

图2-8-9　2022年各省（自治区、直辖市）先天性心脏病介入治疗患者非康复离院率

注：按照2022年风险标化非康复离院率从高到低排序。

以各省（自治区、直辖市）内医院间非康复离院率的四分位数间距作为地区内的医院间变异大小的评价指标。2022年有15个省（自治区、直辖市）的先天性心脏病介入治疗患者非康复离院率地区内的医院间变异小于整体平均水平（图2-8-10）。

有12个省（自治区、直辖市）的非康复离院率低于整体平均水平，且地区内医院间的变异小于整体医院间的平均变异水平（图2-8-11），13省（自治区、直辖市）的非康复离院率高于整体水平，且地区内医院间的变异大于整体医院间的变异水平，3个省（自治区、直辖市）的非康复离院率高于整体

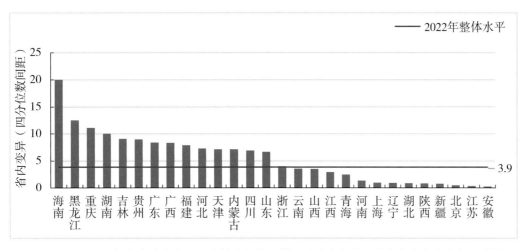

图2-8-10　2022年各省（自治区、直辖市）先天性心脏病介入治疗患者非康复离院率同质性

注：甘肃、宁夏四分位数间距为0。西藏无法计算四分位数间距。

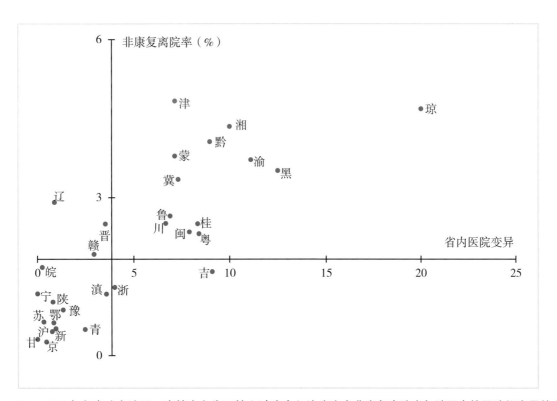

图2-8-11　2022年各省（自治区、直辖市）先天性心脏病介入治疗患者非康复离院率与地区内的医院间变异的分布

注：纵轴，非康复离院率地区内整体水平（代表医疗质量地区内的平均水平）。横轴，基于医院水平的非康复离院率四分位数间距（采用四分位数间距展示医疗质量地区内的医院间变异）。纵轴与横轴交叉点为非康复离院率平均水平和医院间变异的均值（1.8，3.9），纵轴左侧的省（自治区、直辖市）代表该地区的非康复离院率地区内的医院间变异低于整体平均水平，横轴上方的省（自治区、直辖市）代表该地区的非康复离院率高于整体平均水平。

非康复离院率低于整体水平，且地区内的医院间变异小于整体医院间变异水平的地区有北京、甘肃、河南、湖北、江苏、宁夏、青海、陕西、上海、新疆、安徽、云南。

非康复离院率高于整体水平，且地区内的医院间变异大于整体医院间变异水平的地区有福建、广东、广西、贵州、海南、河北、黑龙江、湖南、内蒙古、山东、四川、天津、重庆。

非康复离院率高于整体水平，地区内的医院间变异小于整体医院间变异水平的地区有江西、辽宁、山西。

非康复离院率低于整体水平，地区内的医院间变异大于整体医院间变异水平的地区有吉林、浙江。

西藏未纳入。

水平,地区内医院间的变异小于整体医院间的变异水平,2个省(自治区、直辖市)非康复离院率低于整体水平,地区内医院间的变异水平大于整体医院间的变异水平。

(三)瓣膜性心脏病介入

1. 医疗服务量

HQMS数据显示,2022年开展瓣膜性心脏病介入治疗的医院有609家,其中三级医院580家,二级医院29家。上述医院共开展瓣膜性心脏病介入治疗1.6万例,其中三级医院占99.5%。

各省(自治区、直辖市)开展瓣膜性心脏病介入治疗的医院数量及手术例数分别见图2-8-12和图2-8-13。

瓣膜性心脏病介入治疗患者平均年龄为(67.6±10.9)岁,女性占50.1%。38.8%的瓣膜性心脏病介入治疗患者合并高血压,21.0%合并脑卒中(表2-8-2)。

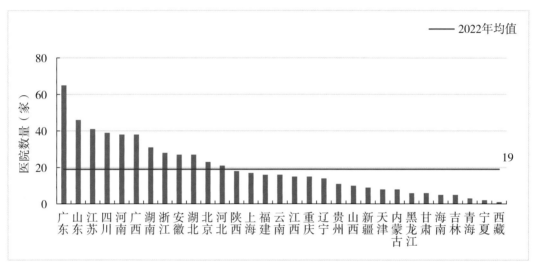

图2-8-12 2022年各省(自治区、直辖市)开展瓣膜性心脏病介入治疗的医院数量
注:西藏有1家医院开展治疗。

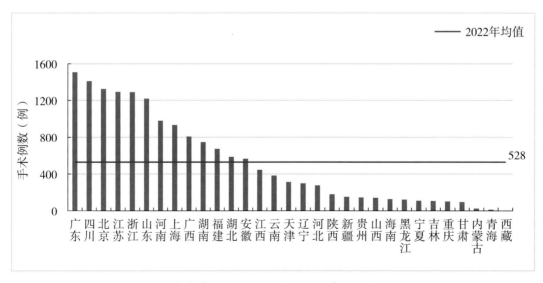

图2-8-13 2022年各省(自治区、直辖市)瓣膜性心脏病介入治疗例数
注:西藏上报1例。

表2-8-2　2022年瓣膜性心脏病介入治疗患者特征

特征	总体	三级医院	二级医院
人口学特征			
年龄（岁）*	67.6±10.9	67.6±10.8	58.0±19.6
女性（%）	50.1	50.0	59.5
合并疾病（%）			
高血压	38.8	38.8	31.7
脑卒中	21.0	21.0	16.5
糖尿病	15.1	15.1	12.6
慢性阻塞性肺疾病	13.1	13.1	11.4
肝脏疾病	12.9	12.9	8.9
肾脏疾病	11.3	11.3	8.9
血脂异常	8.2	8.2	7.6
恶性肿瘤	1.1	1.1	—

注：*均数±标准差。

2. 结果质控指标

（1）住院时长

瓣膜性心脏病介入治疗患者中位住院时长为17（12，24）天，三级医院为17（12，24）天，二级医院为11（5，19）天。各省（自治区、直辖市）中位住院时长存在差异，最长为24天，最短为12天（图2-8-14）。

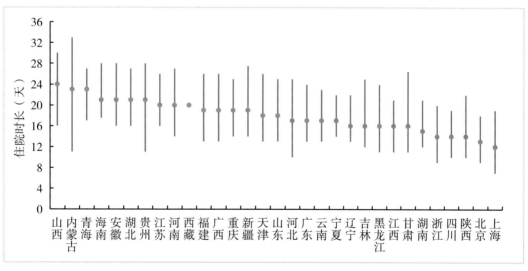

图2-8-14　2022年各省（自治区、直辖市）瓣膜性心脏病介入治疗患者住院时长

注：蓝线代表四分位数间距，橘色点代表中位数。西藏开展治疗例数少，无法计算四分位数间距。

（2）住院死亡率

瓣膜性心脏病介入治疗患者住院死亡率为1.8%，三级医院和二级医院分别为1.8%、1.3%（图2-8-15）。调整患者年龄、性别等人口学特征，以及合并症等临床特征，计算医院水平风险标化住院死亡率为1.3%（图2-8-15）。

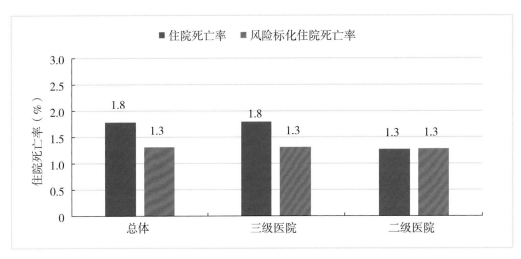

图2-8-15　2022年瓣膜性心脏病介入治疗患者住院死亡率

各省（自治区、直辖市）瓣膜性心脏病介入治疗患者住院死亡率及风险标化住院死亡率见图2-8-16。风险标化住院死亡率最高（5.2%）和最低（0.4%）相差12.0倍。

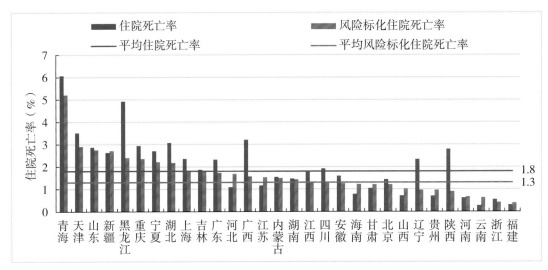

图2-8-16　2022年各省（自治区、直辖市）瓣膜性心脏病介入治疗患者住院死亡率
注：按照2022年风险标化住院死亡率从高到低排序。西藏未纳入。

以各省（自治区、直辖市）内医院间住院死亡率的四分位数间距（四分位数间距＝上四分位数－下四分位数，数值越小代表省内医院间差异越小）作为地区内的医院间变异大小的评价指标。2022年有12个省（自治区、直辖市）的瓣膜性心脏病介入治疗患者住院死亡率地区内的医院间变异大于零且小于整体平均水平（图2-8-17）。有4个省（自治区、直辖市）的住院死亡率低于整体平均水平，且地区内医院间的变异小于整体医院间的平均变异水平，6个省（自治区、直辖市）的住院死亡率高于整体水平，且地区内的医院间变异大于整体医院间的变异水平，7个省（自治区、直辖市）住院死亡率高于整体水平，地区内的医院间变异小于整体医院间的变异水平，7个省（自治区、直辖市）的住院死亡率低于整体水平，地区内的医院间变异大于整体医院间的变异水平（图2-8-18）。

（3）非康复离院率

瓣膜性心脏病介入治疗患者非康复离院率为2.1%，三级医院和二级医院分别为2.0%和10.1%（图

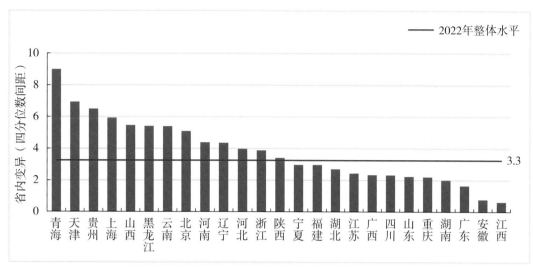

图2-8-17　2022年各省（自治区、直辖市）瓣膜性心脏病介入治疗患者住院死亡率同质性

注：海南、吉林、内蒙古、甘肃和新疆四分位数间距为0。西藏无法计算四分位数间距。

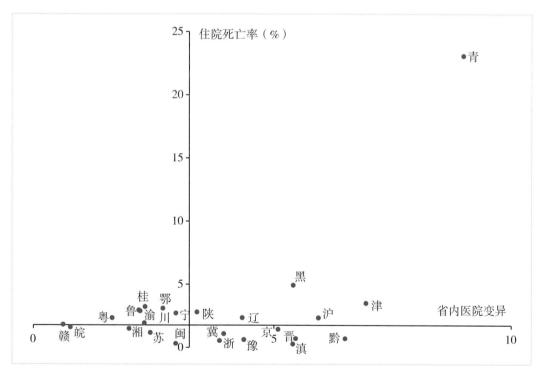

图2-8-18　2022年各省（自治区、直辖市）瓣膜性心脏病介入治疗患者住院死亡率与地区内的医院间变异的分布

注：纵轴，住院死亡率地区内整体水平（代表医疗质量地区内的平均水平）。横轴，基于医院水平的住院死亡率四分位数间距（采用四分位数间距展示医疗质量地区内的医院间变异）。纵轴与横轴交叉点为住院死亡率平均水平和医院间变异的均值（1.8，3.3），纵轴左侧的省（自治区、直辖市）代表该地区的住院死亡率地区内的医院间变异低于整体平均水平，横轴上方的省（自治区、直辖市）代表该地区的住院死亡率高于整体平均水平。

住院死亡率低于整体水平，且地区内的医院间变异小于整体医院间变异水平的地区有安徽、福建、湖南、江苏。

住院死亡率高于整体水平，且地区内的医院间变异大于整体医院间变异水平的地区有黑龙江、辽宁、青海、陕西、上海、天津。

住院死亡率低于整体水平，地区内的医院间变异大于整体医院间变异水平的地区有北京、贵州、河北、河南、山西、云南、浙江。

住院死亡率高于整体水平，地区内的医院间变异小于整体医院间变异水平的地区有广东、广西、湖北、宁夏、山东、四川、重庆。

海南、吉林、甘肃、新疆、内蒙古未展示。西藏未纳入。

2-8-19）。调整患者年龄、性别等人口学特征，以及合并症等临床特征，计算医院水平风险标化非康复离院率为3.0%（图2-8-19）。

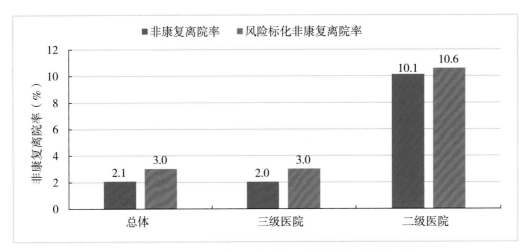

图2-8-19 2022年瓣膜性心脏病介入治疗患者非康复离院率

各省（自治区、直辖市）瓣膜性心脏病介入治疗患者非康复离院率及风险标化非康复离院率见图2-8-20。风险标化非康复离院率最高（7.2%）和最低（1.4%）相差4.1倍（图2-8-20）。

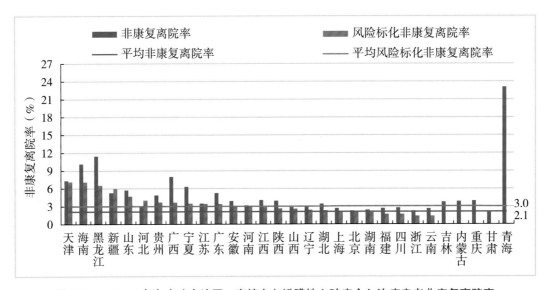

图2-8-20 2022年各省（自治区、直辖市）瓣膜性心脏病介入治疗患者非康复离院率
注：按照2022年风险标化非康复离院率从高到低排序。吉林、内蒙古、重庆、甘肃、青海无法计算风险标化非康复离院率。西藏未纳入。

以各省（自治区、直辖市）内医院间非康复离院率的四分位数间距作为地区内的医院间变异大小的评价指标。2022年有11个省（自治区、直辖市）的瓣膜性心脏病介入治疗患者非康复离院率地区内的医院间变异大于零且小于整体平均水平（图2-8-21）。

有1个省（自治区、直辖市）的非康复离院率低于整体平均水平，且地区内医院间的变异小于整体医院间的平均变异水平（图2-8-22），12个省（自治区、直辖市）的非康复离院率高于整体水平，且地区内医院间的变异大于整体医院间的变异水平，11个省（自治区、直辖市）的非康复离院率高于整体水平，地区内医院间的变异小于整体有医院间的变异水平。

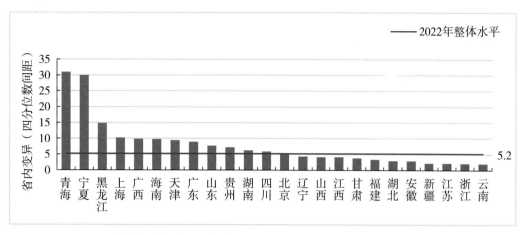

图2-8-21　2022年各省（自治区、直辖市）瓣膜性心脏病介入治疗患者非康复离院率同质性

注：河北、吉林、河南、内蒙古、重庆、陕西四分位数间距为0。西藏未纳入。

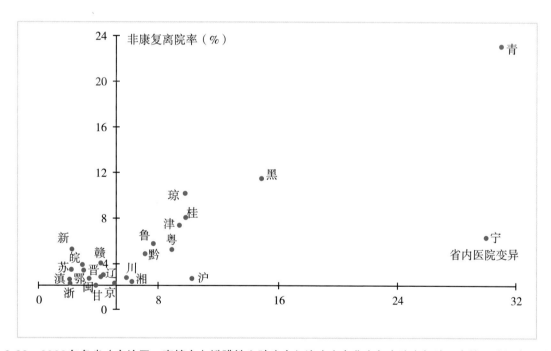

图2-8-22　2022年各省（自治区、直辖市）瓣膜性心脏病介入治疗患者非康复离院率与地区内的医院间变异的分布

注：纵轴，非康复离院率地区内整体水平（代表医疗质量地区内的平均水平）。横轴，基于医院水平的非康复离院率四分位数间距（采用四分位数间距展示医疗质量地区内的医院间变异）。纵轴与横轴交叉点为非康复离院率平均水平和医院间变异的均值（2.1，5.2），纵轴左侧的省（自治区、直辖市）代表该地区的非康复离院率地区内的医院间变异低于整体平均水平，横轴上方的省（自治区、直辖市）代表该地区的非康复离院率高于整体平均水平。

非康复离院率低于整体水平，且地区内的医院间变异小于整体医院间变异水平的地区有甘肃。

非康复离院率高于整体水平，且地区内的医院间变异大于整体医院间变异水平的地区有青海、四川、湖南、贵州、山东、广东、天津、广西、海南、上海、黑龙江、宁夏。

非康复离院率高于整体水平，地区内的医院间变异小于整体医院间变异水平的地区有新疆、河南、江西、江苏、湖北、辽宁、山西、云南、浙江、北京、福建。

非康复离院率低于整体水平，地区内的医院间变异大于整体医院间变异水平的地区无。

河北、吉林、河南、内蒙古、重庆、陕西未展示。西藏未纳入。

（4）30天再入院率

瓣膜性心脏病介入治疗患者30天再入院率为7.3%，三级医院和二级医院分别为6.3%、9.8%。各省（自治区、直辖市）30天再入院率见图2-8-23，最高（21.4%）和最低（1.9%）相差10.3倍。

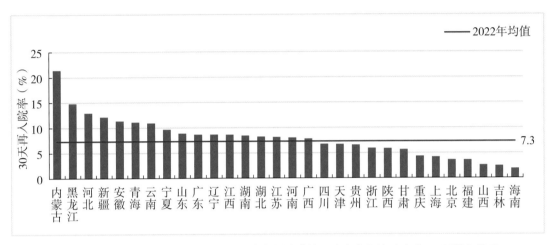

图2-8-23　2022年各省（自治区、直辖市）瓣膜性心脏病介入治疗患者30天再入院率

注：西藏未纳入。

（四）分析小结

结构性心脏病是一种发病率较高的疾病，已经成为全球心血管疾病中的热点领域。在我国每年有上百万的患者需要治疗，医疗负担大。我国通过实施医疗质量控制评价和改进策略，结构性心脏病介入治疗的各项质控指标达到预期目标，但仍有需重点关注的问题。

1. **患者人数增多，病情复杂度大，医疗负担加重**

2022年共收治结构性心脏病介入患者15万例，其中先天性心脏病介入患者约占88.7%。先天性心脏病主要患病人群为儿童，我国每年新增先天性心脏病儿童患者约为16万人。目前介入治疗已成为我国治疗先天性心脏病的常规治疗手段之一，随着介入技术的不断成熟，将会有越来越多的患者通过介入治疗获益并过上正常人的生活。2022年超过50%的瓣膜性心脏病介入患者为65岁以上的人群。调查显示瓣膜性心脏病患病率随着年龄的增加而增高，而随着我国人口老龄化的加剧，瓣膜性心脏病患者数量必将逐年增多，同时，瓣膜介入手术以其创伤小的特点成为老年患者的治疗首选，因此未来应根据各地区的医疗服务需求变化提升瓣膜性心脏病介入治疗的服务能力。与此同时，结构性心脏病患者常伴有其他心血管疾病，会增加治疗的复杂性并影响预后。研究表明，老年心脏瓣膜病患者常伴多种不同程度的高血压、慢性肺部疾病、肝肾功能不全等合并症，全身脏器功能处于减退状态，因此手术风险大，术后易出现多种并发症，增加死亡率，先天性心脏病合并肺疾病的治疗也是常见的难题，治疗过程中会出现心力衰竭、呼吸衰竭等问题，从而加大治疗难度。因此，如何提升复杂病情下的结构性心脏病介入治疗的安全性和疗效将是未来的重点工作之一。

2. **医疗结果指标总体情况较好，但地区间整体质量差异显著**

数据显示，结构性心脏病介入治疗患者住院时长、住院死亡率及非康复离院率的总体情况较好，但是不同级别医院和地域间存在差异。二级医院的先天性心脏病介入和瓣膜性心脏病介入患者的人数少，同时，住院时长、住院死亡率和非康复离院率也均高于三级医院。因此，二级医院结构性心脏病介入治疗的质量和规模有较大的提升空间。此外，不同省的省内医疗机构间的医疗质量也存在较大差异，如各地区瓣膜性心脏病介入治疗效果同质性可相差14倍，这表明部分地区的医疗机构间的诊疗同质化水平亟需提高。后续将重点关注医疗同质性较差的地区，确定重点帮扶医疗机构，深入分析出现手术安全性问题的原因，并制定相应的准入、培训、质控策略，督促各机构重视并发症预防、早期处理。

主　　审：潘湘斌　于　波　曾　智　张戈军

执 笔 人：温乃杰

九、心律失常介入

本部分数据来源于HQMS、国家心血管病质控信息平台心律失常介入治疗信息网络直报系统和省级质控中心上报数据。HQMS数据用于分析心律失常介入医疗服务量和结果质控指标，心律失常介入治疗信息网络直报系统数据和省级质控中心上报数据用于分析过程质控指标。

（一）医疗服务量

2022年HQMS上报开展心脏植入型电子器械（cardiac implantable electronic device，CIED）介入治疗的医院有2488家，占HQMS中收治心血管病住院患者医院数量的44.1%，其中三级医院1555家，二级医院933家。上述医院共开展CIED介入治疗11.7万例，其中三级医院10.9万例，二级医院7125例。

各省（自治区、直辖市）开展CIED介入治疗的医院数量及手术例数分别见图2-9-1和图2-9-2。

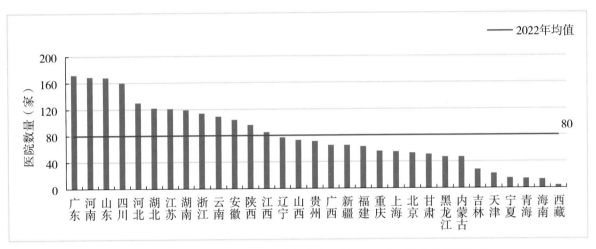

图2-9-1　2022年各省（自治区、直辖市）开展CIED介入治疗的医院数量

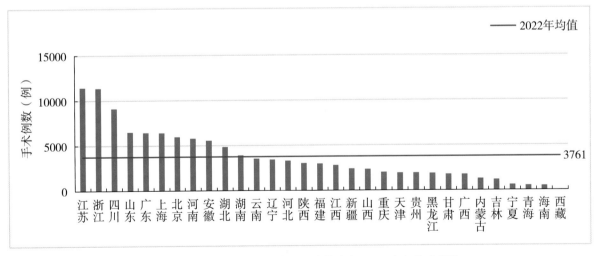

图2-9-2　2022年各省（自治区、直辖市）CIED介入治疗例数

注：西藏上报50例。

接受CIED介入治疗患者平均年龄为（70.6±12.5）岁，女性占47.4%。合并疾病居前三的是高血压、冠心病和脑卒中，占比分别为57.8%、40.8%和24.5%，其他合并疾病情况见表2-9-1。

表2-9-1　2022年接受CIED介入治疗患者特征

特征	总体	三级医院	二级医院
人口学特征			
年龄（岁）*	70.6±12.5	70.5±12.6	72.9±10.5
女性（%）	47.4	47.3	48.5
合并疾病（%）			
高血压	57.8	57.7	60.2
冠心病	40.8	40.2	49.1
脑卒中	24.5	24.2	29.7
糖尿病	22.0	22.1	19.9
慢性阻塞性肺疾病	11.8	11.7	14.5
血脂异常	11.8	11.9	10.5
肝脏疾病	11.7	11.7	11.1
肾脏疾病	11.1	11.2	10.5
恶性肿瘤	2.1	2.2	1.6

注：*均数±标准差。

2022年开展导管消融介入治疗的医院有1834家，占HQMS中收治心血管病住院患者医院数量的32.5%，其中三级医院1307家，二级医院527家。上述医院共收治导管消融介入患者20.3万例，其中三级医院占98.0%。

各省（自治区、直辖市）开展导管消融介入治疗的医院数量及手术例数分别见图2-9-3和图2-9-4。

接受导管消融介入治疗患者平均年龄为55.5±16.4岁，女性占46.9%。合并疾病居前三的是高血压、冠心病和脑卒中，占比分别为38.0%、25.0%和17.5%，其他合并疾病情况见表2-9-2。

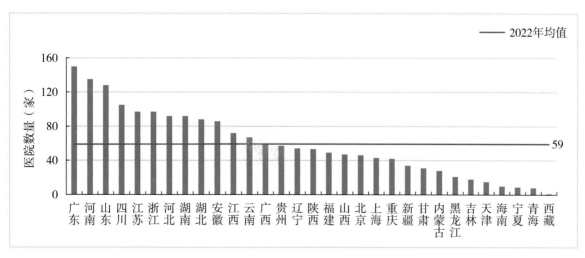

图2-9-3　2022年各省（自治区、直辖市）开展导管消融介入治疗的医院数量

注：西藏有1家医院开展治疗。

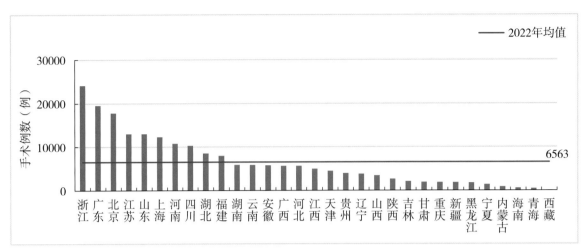

图2-9-4 2022年各省（自治区、直辖市）导管消融介入治疗例数

注：西藏上报8例。

表2-9-2 2022年接受导管消融介入治疗患者特征

特征	总体	三级医院	二级医院
人口学特征			
年龄（岁）*	55.5±16.4	55.5±16.5	58.8±15.0
女性（%）	46.9	46.9	48.6
合并疾病（%）			
高血压	38.0	37.9	42.1
冠心病	25.0	24.8	34.0
脑卒中	17.5	17.4	20.0
糖尿病	12.7	12.8	14.7
慢性阻塞性肺疾病	11.9	11.8	15.3
血脂异常	11.4	11.4	12.2
肝脏疾病	6.5	6.4	8.1
肾脏疾病	3.1	3.1	3.8
恶性肿瘤	0.8	0.8	0.5

注：*均数±标准差。

（二）过程质控指标

本部分数据来源于国家心血管病质控信息平台心律失常介入治疗信息网络直报系统和省级质控中心上报数据。

1. 治疗类型

（1）起搏器植入

2022年心律失常介入治疗信息网络直报系统纳入的植入心脏起搏器患者为9.9万例，较2021年基本持平，每百万人口植入量为69.9例。2009—2022年心脏起搏器植入情况见图2-9-5，其中2022年双腔起搏器占72.2%。

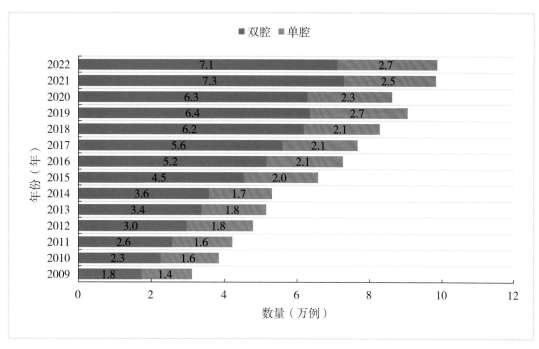

图2-9-5　2009—2022年心脏起搏器植入数量

（2）植入型心律转复除颤器（implantable cardiovertor-defibrillator，ICD）植入

2022年植入ICD6762例，较2021年增加3.2%，每百万人口植入量为4.8例。2009—2022年ICD植入情况见图2-9-6，其中2022年双腔ICD占48.5%。

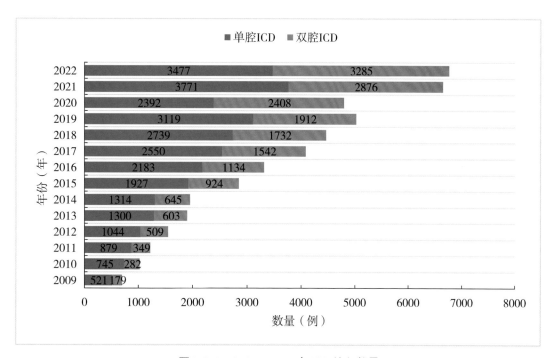

图2-9-6　2009—2022年ICD植入数量

（3）心脏再同步化治疗（cardiac resynchronization therapy，CRT）植入

2022年植入CRT患者5398例，较2021年增加1.2%，每百万人口植入量为3.8例。2009—2022年ICD植入情况见图2-9-7，其中2022年植入心脏再同步化治疗除颤器（CRTD）占63.6%。

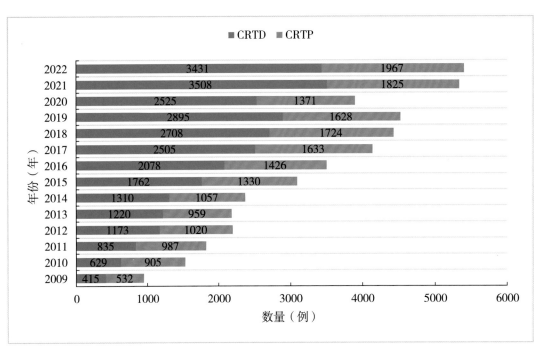

图2-9-7　2009—2022年CRT植入数量

注：CRTD，心脏再同步化治疗除颤器；CRTP，心脏再同步化治疗起搏器。

（4）起搏器植入适应证

2022年在起搏器植入手术中，主要的适应证包括病态窦房结综合征5.3万例（53.7%），传导阻滞4.2万例（42.5%）。2017—2022年心脏起搏器植入适应证情况见图2-9-8。

（5）ICD植入适应证

2022年接受ICD植入的患者中，用于心脏性猝死的一级预防为2732例（40.4%），二级预防为4030例（59.6%），一级预防的比例与2021年持平（图2-9-9）。

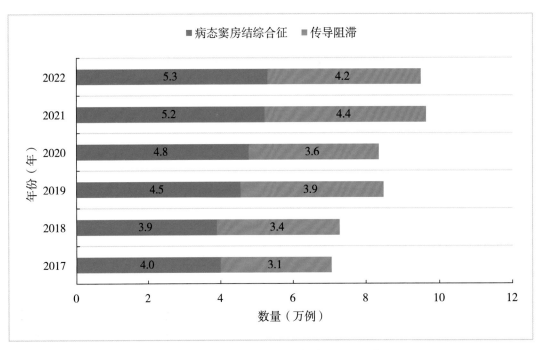

图2-9-8　2017—2022年心脏起搏器植入适应证

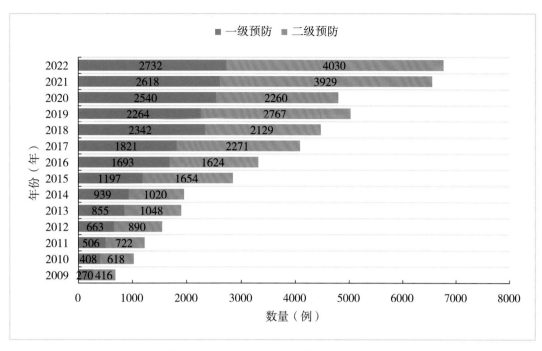

图2-9-9　2009—2022年ICD植入适应证

（6）导管消融

2022年接受导管消融介入治疗的患者为20.4万例，较2021年（21.1万例）减少3.3%，每百万人口导管消融治疗量为144.5例。其中房颤导管消融8.3万例（40.6%），较2021年（8.7万例）减少4.6%。导管消融治疗主要适应证：阵发性室上性心动过速6.4万例，室性心律失常3.2万例，房颤8.3万例。

2. 并发症及转归质控指标

（1）CIED介入治疗患者住院期间严重并发症

在447家三级医院的4.7万例接受CIED介入治疗的患者中（起搏器41 320例、ICD 2951例、CRT 2519例），严重并发症总体发生率为0.47%。其中，住院期间心脏压塞（接受心包穿刺或者外科手术治疗干预）并发症29例（起搏器20例、ICD 3例、CRT 6例），导线脱位行导线调整手术的患者177例（起搏器147例、ICD 13例、CRT 17例），住院期间死亡15例（起搏器7例、ICD 1例、CRT 7例）。

同期，在151家二级医院的4135例接受CIED介入治疗的患者（起搏器3882例、ICD146例、CRT107例）中，严重并发症总体发生率0.41%。其中，住院期间心脏压塞并发症4例（起搏器2例、ICD 1例、CRT 1例），导线脱位行导线调整手术的患者9例（起搏器8例、CRT 1例），住院期间死亡4例（起搏器2例、CRT 2例）。

（2）阵发性室上性心动过速（PSVT）导管消融的即刻成功率及并发症

447家三级医院和151家二级医院上报3.2万例PSVT导管消融介入治疗数据。总体PSVT导管消融治疗的即刻成功率为98.3%。即刻成功率为100%的医院有490家（83.3%，图2-9-10），90.0%～99.9%的医院有80家（13.6%），低于90%的医院有18家（3.1%）。PSVT导管消融严重并发症发生率为0.2%，在二级医院和三级医院发生率均较低，其中包括二度Ⅱ型、高度和三度房室传导阻滞27例（0.083%），心脏压塞33例（0.102%），死亡2例（0.006%）。

（3）房颤导管消融治疗严重并发症

房颤导管消融住院期间严重并发症发生率为0.31%（脑卒中26例、心脏压塞101例、住院期间死亡10例）。二级医院严重并发症发生率为0.50%（心脏压塞6例），三级医院严重并发症发生率为0.31%（脑卒中26例、心脏压塞95例、住院期间死亡10例）。

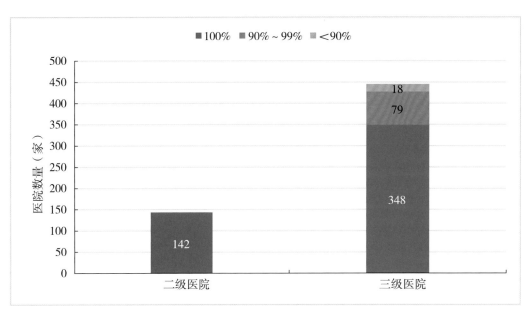

图2-9-10　PSVT导管消融即刻成功率分布情况

注：成功率在90%～99%的二级医院有1家。

（三）结果质控指标

1. 住院时长

HQMS数据显示，2022年CIED介入治疗患者中位住院时长为10（7，14）天，二级医院12（9，15）天，三级医院10（7，14）天。各省（自治区、直辖市）中位住院时长存在差异，最长为14天，最短为7天（图2-9-11）。

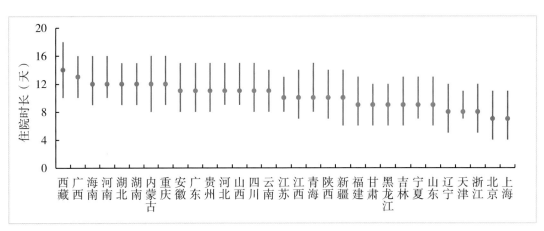

图2-9-11　2022年各省（自治区、直辖市）CIED介入治疗患者住院时长

注：蓝线代表四分位数间距，橘色点代表中位数。

2022年导管消融介入治疗患者中位住院时长为5（3，7）天，二级医院6（4，9）天，三级医院5（3，7）天。各省（自治区、直辖市）中位住院时长存在差异，最长为8天，最短为3天（图2-9-12）。

2. 住院死亡率

CIED介入治疗患者住院死亡率为0.5%，三级医院和二级医院分别为0.4%、1.0%。调整患者年龄、性别等人口学特征，以及合并症等临床特征，计算医院水平风险标化住院死亡率为0.4%（图2-9-13）。

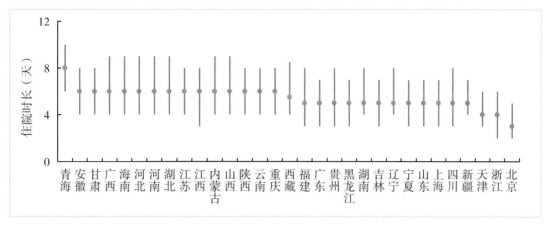

图2-9-12 2022年各省（自治区、直辖市）导管消融介入治疗患者住院时长

注：蓝线代表四分位数间距，橘色点代表中位数。

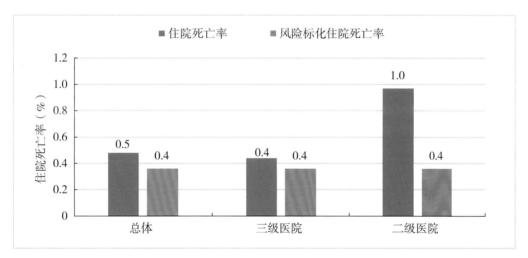

图2-9-13 2022年CIED介入治疗患者住院死亡率

　　各省（自治区、直辖市）CIED介入治疗患者住院死亡率及风险标化住院死亡率见图2-9-14。风险标化住院死亡率最高（0.6%）和最低（0.1%）相差5.0倍。

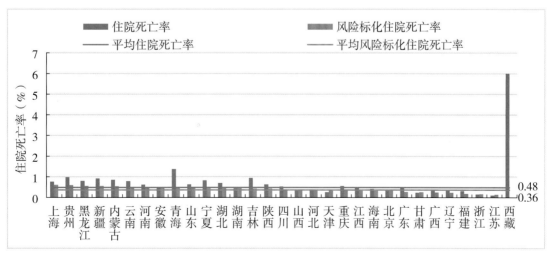

图2-9-14 2022年各省（自治区、直辖市）CIED介入治疗患者住院死亡率

注：按照2022年风险标化住院死亡率从高到低排序。西藏无法计算风险标化住院死亡率。

导管消融介入治疗患者住院死亡率为0.04%，三级医院和二级医院分别为0.04%、0.10%。调整患者年龄、性别等人口学特征，以及合并症等临床特征，计算医院水平风险标化住院死亡率为0.04%（图2-9-15）。

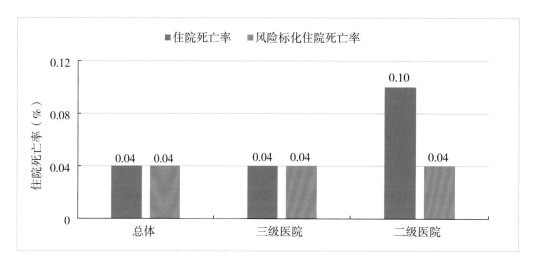

图2-9-15   2022年导管消融介入治疗患者住院死亡率

各省（自治区、直辖市）导管消融患者住院死亡率及风险标化住院死亡率见图2-9-16。风险标化住院死亡率最高（0.07%）和最低（0.02%）相差2.5倍。

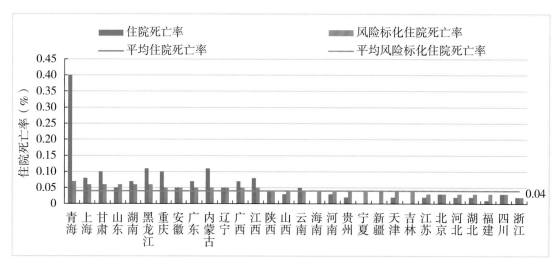

图2-9-16   2022年各省（自治区、直辖市）导管消融介入治疗患者住院死亡率

注：按照2022年风险标化住院死亡率从高到低排序。海南、吉林、宁夏、新疆、西藏未出现住院死亡。西藏无法计算风险标化住院死亡率。2022年平均住院死亡率和风险标化住院死亡率相同。

3. 30天再入院率

CIED介入治疗患者30天再入院率为4.7%，三级医院和二级医院分别为4.4%和8.2%。各省（自治区、直辖市）30天再入院率见图2-9-17，最高（8.1%）和最低（2.7%）相差2.0倍。

导管消融住院患者30天再入院率为2.6%，三级医院和二级医院分别为2.4%和10.5%。各省（自治区、直辖市）30天再入院率见图2-9-18，最高为4.7%，最低为0。

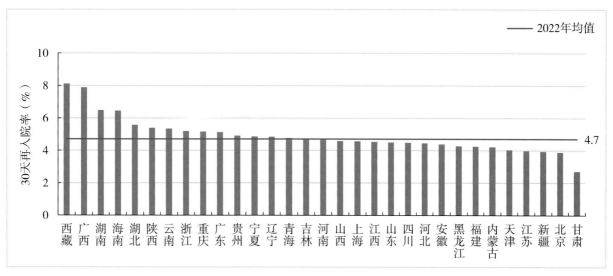

图2-9-17　2022年各省（自治区、直辖市）CIED介入住院患者30天再入院率

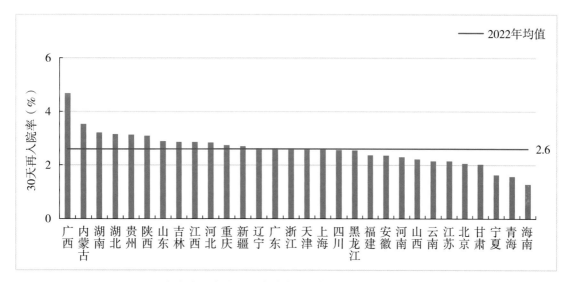

图2-9-18　2022年各省（自治区、直辖市）导管消融介入治疗患者30天再入院率

注：西藏未出现再入院。

（四）分析小结

2022年，心律失常介入治疗得到持续稳定发展，现将本年度主要特点及有待关注的问题总结如下：

1. 心律失常介入治疗技术规模稳定发展

2022年，CIED和导管消融介入治疗总量均与2021年基本持平。①治疗总量：CIED介入治疗总量超过10万例，导管消融介入治疗总量超过20万例。我国心律失常介入手术总数位于国际前列，但是百万人口植入量仍低于发达国家甚至部分发展中国家水平。各省（自治区、直辖市）及不同等级医疗机构间仍存在显著差异。②治疗类型：介入适应证基本符合国际及国内指南或专家共识建议，器械类型选择较为合理。ICD一级预防适应证比例超过40%，房颤占总导管消融比例超过40%。这一比例仍有可提升的空间。因此，我国心律失常介入技术发展仍任重道远。

2. 心律失常介入技术能力地区及机构间差异仍明显

近年来得益于介入技术的普及及县域医疗联盟的稳定快速发展，心律失常介入技术逐渐向更偏远及更基层的医疗机构下沉。但是，目前东部沿海城市、较大的医学中心及三级医院仍是心律失常介入术的主要承担者。北京、上海、广州、浙江、江苏等省份的总介入量遥遥领先，西藏、甘肃、青海、宁夏、海南等地区总介入量仍相对偏低。上述心律失常介入量的地域差异可能与当地经济发展水平、医疗资源分布以及健康宣教程度等因素有关。三级医院的心律失常介入治疗量远大于二级医院，器械植入量是二级医院的15倍，导管消融量是二级医院的49倍。虽然目前二级医院心律失常介入量较低，但是介入治疗严重并发症的发生率偏高。如何使二级医院的医师和技术人员在临床诊疗行为规范化、医疗服务标准化、同质化方面向三级医院看齐，逐步实现心律失常介入医疗质量达到一致水平仍然是质控工作的重点和难点。应继续开展心律失常介入机构及人员的培训与管理，对于开展介入治疗较晚以及数量较低的机构要大力帮扶与支持，同时要加强对上述机构的医疗质量监测与控制。

3. 心律失常介入治疗并发症仍需要密切关注

介入相关并发症是医疗质控的重要关注内容，也是评判介入水平的重要依据。目前心律失常介入并发症数据依赖于网络直报系统及各省级质控中心上报数据。近年来随着质控工作的稳步推进，介入治疗相关并发症的填报日趋完善。根据2022年上报数据，心律失常介入治疗并发症尤其是严重并发症均低于1%。这一结果较国际更低。分析其潜在原因，主要包括：①我国对人民群众生命健康高度重视，心律失常介入质控中心成立10余年来持续关注介入并发症的监督及管理工作，开展了大量的培训活动，介入相关并发症逐年呈现降低趋势；②心律失常介入仍集中在大型三级甲等医院，单中心治疗量国际领先，偏远地区及基层医疗机构介入治疗例数偏低，因此可能存在一定程度的选择偏倚；③目前的数据来源尤其是并发症上报方面仍以各机构主动上报为主，可能存在一定程度的漏报，基层医院开展的诊疗工作可能没有纳入网络直报。

因此，未来心律失常介入质控的工作重点包括：①进一步完善质控数据管理及反馈制度，建立更完备的调研和评价体系，识别诊疗技术的问题并及时、有效解决；②赋能各级质控中心责任与使命，根据学科发展动态，组织专家开展相关业务培训，推广本专业的新理论、新技术、新方法，切实提高医疗服务水平、科学均衡发展；③依托国家质控中心建立系统的疾病管理和科学研究模式，提高学科的国际学术影响力。

主　　审：张　澍　吴立群　王景峰

执笔人：宁小晖　李晓瑶　林　娜

十、体外循环与体外生命支持

本部分数据来源于HQMS，用于分析体外膜氧合（ECMO）支持的医疗服务量和结果质控指标。

（一）医疗服务量

HQMS数据显示，2022年开展ECMO支持（病案首页中主要操作或次要操作包含ECMO）的医院有818家，其中三级医院727家，二级医院91家。2022年共有1.2万例患者接受ECMO支持，其中三级医院占98.6%，二级医院占1.4%。

各省（自治区、直辖市）开展ECMO支持的医院数量及患者例数分别见图2-10-1和图2-10-2。

接受ECMO支持的住院患者平均年龄为（52.2±19.7）岁，女性占31.7%（表2-10-1）。接受ECMO支持的患者合并肾脏疾病占42.8%，合并肝脏疾病占37.8%，合并高血压占30.3%，合并其他疾病情况见表2-10-1。

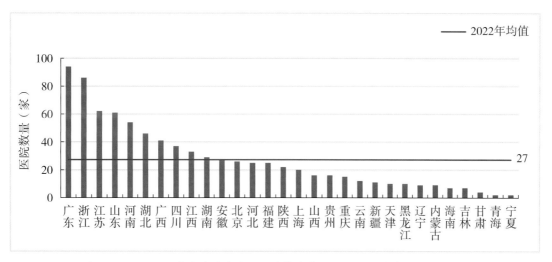

图2-10-1　2022年各省（自治区、直辖市）开展ECMO支持的医院数量

注：西藏未纳入。

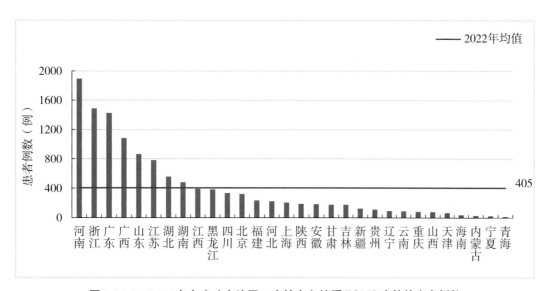

图2-10-2　2022年各省（自治区、直辖市）接受ECMO支持的患者例数

注：西藏未纳入。

表2-10-1　2022年接受ECMO支持的住院患者特征

特征	总体	三级医院	二级医院
人口学特征			
年龄（岁）*	52.2±19.7	52.2±19.7	52.9±16.3
女性（%）	31.7	31.7	26.7
合并疾病（%）			
肾脏疾病	42.8	42.9	31.4
肝脏疾病	37.8	38.1	19.2
高血压	30.3	30.2	31.4
糖尿病	19.9	19.8	25.6
脑卒中	17.7	17.8	9.9
慢性阻塞性肺疾病	6.0	6.0	4.1
血脂异常	5.1	5.1	5.8
恶性肿瘤	4.0	4.0	2.9

注：*均数±标准差。

（二）结果质控指标

1. 住院时长

2022年接受ECMO支持的住院患者中位住院时长为10（3，22）天，三级医院为11（3，22）天，二级医院为1（1，6）天。各省（自治区、直辖市）收治患者的中位住院时长存在差异，最长为17天，最短为6天（图2-10-3）。

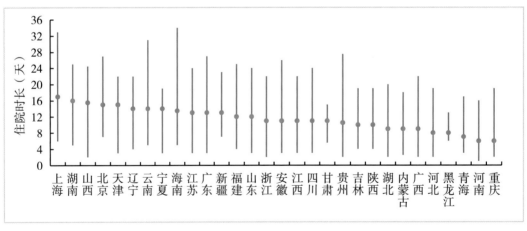

图2-10-3　2022年各省（自治区、直辖市）接受ECMO支持的患者住院时长

注：蓝线代表四分位数间距，橘色点代表中位数。西藏未纳入。

2. 住院死亡率

接受ECMO支持的患者住院死亡率为30.6%，三级医院和二级医院分别为30.7%和26.2%。各省（自治区、直辖市）接受ECMO支持的患者住院死亡率见图2-10-4，最高（80.0%）和最低（13.8%）相差4.8倍。

以各省（自治区、直辖市）内医院间患者住院死亡率的四分位数间距（四分位数间距＝上四分位

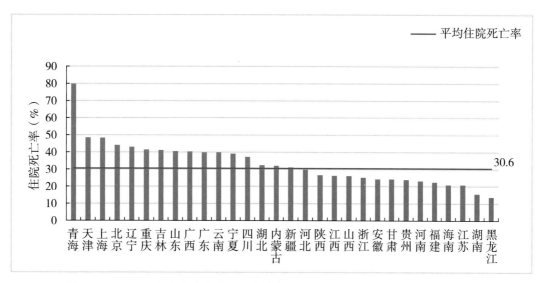

图2-10-4　2022年各省（自治区、直辖市）接受ECMO支持的患者住院死亡率

注：西藏未纳入。

数－下四分位数，数值越小代表省内医院间差异越小）作为地区内的医院间变异大小的评价指标。2022年有18个省（自治区、直辖市）接受ECMO治疗的患者住院死亡率地区内的医院间变异小于整体平均水平（图2-10-5）。

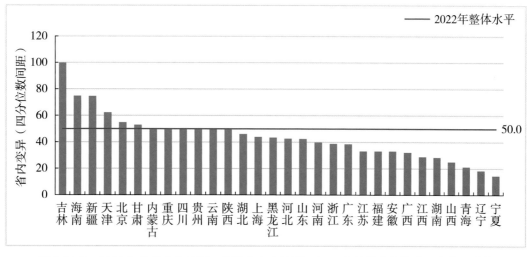

图2-10-5　2022年各省（自治区、直辖市）内接受ECMO支持的患者住院死亡率同质性

注：西藏未纳入。

有10个省（自治区、直辖市）的住院死亡率低于整体平均水平，地区内医院间的变异小于整体医院间的平均变异水平，4个省（自治区、直辖市）的住院死亡率高于整体水平，地区内的医院间变异大于整体医院间的变异水平，8个省（自治区、直辖市）住院死亡率高于整体水平，地区内的医院间变异小于整体医院间的变异水平，2个省（自治区、直辖市）的住院死亡率低于整体水平，地区内的医院间变异大于整体医院间的变异水平（图2-10-6）。

3. 非康复离院率

接受ECMO支持的住院患者非康复离院率（离院方式为住院死亡或非医嘱离院）为57.3%，三级医院和二级医院分别为57.5%和45.9%。各省（自治区、直辖市）接受ECMO支持的住院患者非康复离院率见图2-10-7，最高（86.7%）和最低（24.2%）相差2.6倍。

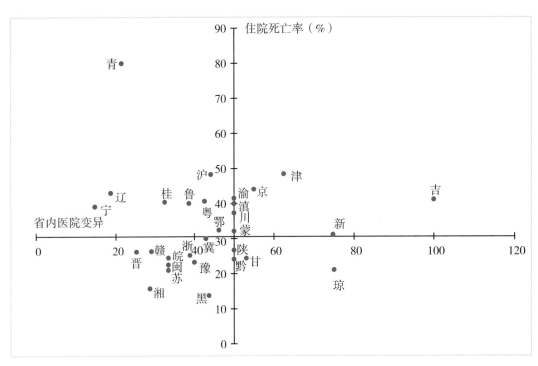

图2-10-6 2022年各省（自治区、直辖市）接受ECMO支持的患者住院死亡率与地区内的医院间变异的分布

注：纵轴，住院死亡率地区内整体水平（代表医疗质量地区内的平均水平）。横轴，基于医院水平的住院死亡率四分位数间距（采用四分位数间距展示医疗质量地区内的医院间变异）。纵轴与横轴交叉点为住院死亡率平均水平和医院间变异的均值（30.6，50.0），纵轴左侧的省（自治区、直辖市）代表该地区的住院死亡率地区内的医院间变异低于整体平均水平，横轴上方的省（自治区、直辖市）代表该地区的住院死亡率高于整体平均水平。

住院死亡率低于整体水平，且地区内的医院间变异小于整体医院间变异水平的地区有河北、江西、山西、浙江、安徽、河南、福建、江苏、湖南、黑龙江。

住院死亡率高于整体水平，且地区内的医院间变异大于整体医院间变异水平的地区有天津、北京、吉林、新疆。

住院死亡率高于整体水平，地区内的医院间变异小于整体医院间变异水平的地区有青海、上海、辽宁、山东、广西、广东、宁夏、湖北。

住院死亡率低于整体水平，地区内的医院间变异大于整体医院间变异水平的地区有甘肃、海南。

西藏未纳入。

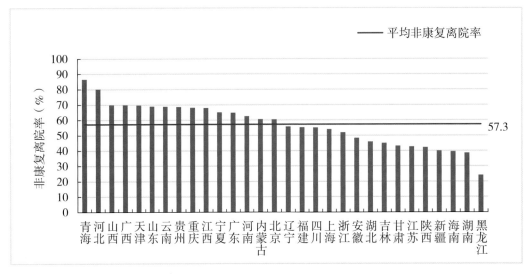

图2-10-7 2022年各省（自治区、直辖市）接受ECMO支持的住院患者非康复离院率

注：西藏未纳入。

　　以各省（自治区、直辖市）内医院间非康复离院率的四分位数间距作为地区内的医院间变异大小的评价指标。2022年有16个省（自治区、直辖市）接受ECMO支持的患者非康复离院率地区内的医院间变异小于整体平均水平（图2-10-8）。

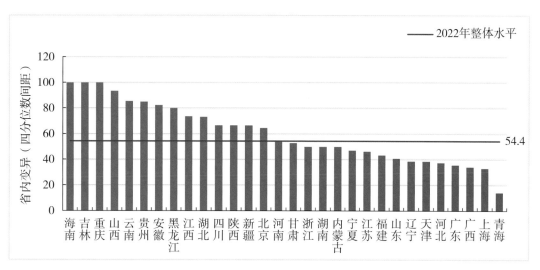

图2-10-8　2022年各省（自治区、直辖市）内接受ECMO支持的住院患者非康复离院率同质性

注：西藏未纳入。

　　有5个省（自治区、直辖市）的非康复离院率低于整体平均水平，地区内医院间的变异小于整体医院间的平均变异水平（图2-10-9），7个省（自治区、直辖市）的非康复离院率高于整体水平，地区内医院间的变异大于整体医院间的变异水平，11个省（自治区、直辖市）非康复离院率高于整体水平，地区内医院间的变异小于整体医院间的变异水平，7个省（自治区、直辖市）非康复离院率低于整体水平，地区内医院间的变异大于整体医院间的变异水平。

4. 30天再入院率

　　接受ECMO支持的住院患者的30天再入院率为7.5%，三级医院和二级医院分别为7.2%和22.1%。各省（自治区、直辖市）30天再入院率最高为15.4%，部分省（自治区、直辖市）未出现30天再入院（图2-10-10）。

5. 治疗过程中主动脉内球囊反搏的使用

　　接受ECMO支持的住院患者治疗过程中使用主动脉内球囊反搏（intra-aortic balloon pumping，IABP）的患者共2119例，占接受ECMO支持患者的17.4%，患者的非康复离院率为61.7%。接受ECMO支持的患者治疗过程中未使用IABP的患者共1.0万例，占接受ECMO支持患者的82.6%，患者的非康复离院率为56.4%。

6. 连续肾脏替代治疗的使用

　　接受ECMO支持的患者在治疗过程中接受连续肾脏替代治疗（continuous renal replacement therapy，CRRT）的患者占比为15.5%，非康复离院率为73.4%。实施ECMO支持的患者治疗过程中未使用CRRT的患者占比为84.5%，非康复离院率为54.3%。

7. 合并心血管相关操作

　　接受ECMO支持的住院患者治疗过程中同时接受心血管相关操作（包括心血管外科操作、心血管介入术）的患者占比为32.4%，住院死亡率为23.4%，非康复离院率为43.7%（表2-10-2）。

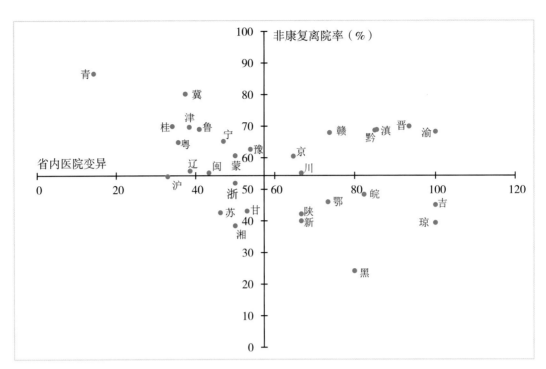

图2-10-9　2022年各省（自治区、直辖市）接受ECMO支持的住院患者非康复离院率与地区内的医院间变异的分布

注：纵轴，非康复离院率地区内整体水平（代表医疗质量地区内的平均水平）。横轴，基于医院水平的非康复离院率四分位数间距（采用四分位数间距展示医疗质量地区内的医院间变异）。纵轴与横轴交叉点为非康复离院率平均水平和医院间变异的均值（57.3，54.4），纵轴左侧的省（自治区、直辖市）代表该地区的非康复离院率地区内的医院间变异低于整体平均水平，横轴上方的省（自治区、直辖市）代表该地区的非康复离院率高于整体平均水平。

非康复离院率低于整体水平，且地区内的医院间变异小于整体医院间变异水平的地区有上海、江苏、湖南、浙江、甘肃。

非康复离院率高于整体水平，且地区内的医院间变异大于整体医院间变异水平的地区有北京、四川、江西、贵州、云南、山西、重庆。

非康复离院率高于整体水平，地区内的医院间变异小于整体医院间变异水平的地区有青海、福建、辽宁、广西、广东、河北、天津、山东、宁夏、内蒙古、河南。

非康复离院率低于整体水平，地区内的医院间变异大于整体医院间变异水平的地区有新疆、陕西、湖北、黑龙江、安徽、海南、吉林。

西藏未纳入。

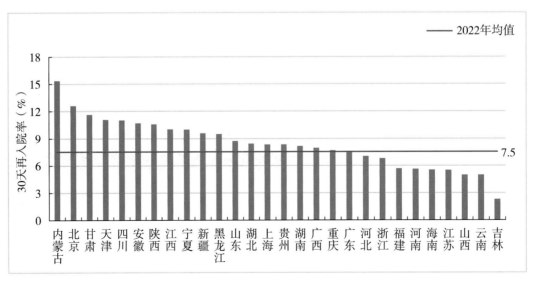

图2-10-10　2022年各省（自治区、直辖市）接受ECMO支持的住院患者30天再入院率

注：辽宁、青海未出现再入院。西藏未纳入。

表2-10-2　2022年接受ECMO支持的患者合并心血管相关操作的住院结局

心血管相关操作类型	例数（例）	占比（%）	住院死亡率（%）	非康复离院率（%）
外科操作	1868	15.4	26.1	42.2
介入操作	2277	18.7	20.5	44.0
合并上述至少一种	3936	32.4	23.4	43.7

8. ECMO相关并发症

ECMO相关并发症主要有3类，包括肢体并发症、卒中及消化道出血。其中，消化道出血的发生率最高，同时住院结局更差（表2-10-3）。发生ECMO相关并发症的患者占25.6%，非康复离院率为64.0%，未发生ECMO相关并发症的患者占74.4%，非康复离院率为55.0%。

表2-10-3　2022年ECMO相关并发症的发生情况及住院结局

并发症类型	例数（例）	占比（%）	住院死亡率（%）	非康复离院率（%）
消化道出血	1598	13.2	38.0	71.1
脑卒中	1289	10.6	33.3	62.9
肢体并发症	580	4.8	19.3	45.7
合并上述至少一种	3106	25.6	33.6	64.0

（三）分析小结

ECMO是一项重要的体外生命支持技术，为危重患者提供呼吸或循环支持，帮助患者渡过难关，为疾病的治疗赢得时间。ECMO救治领域的整体能力逐渐接近国际水平，目前已有超过800家医疗中心开始应用ECMO技术，在救治危重症患者方面发挥了关键作用。尽管ECMO已经取得了一定应用成就，但仍面临着设备和资源不足、专业人才匮乏、临床指南不完善等一系列问题，需要在政策、技术和资源等多个方面进行改进和提升。

1. ECMO诊疗能力存在一定地区差异

本次报告发现，ECMO支持技术的开展在不同地区、不同医院间仍存在一定差异。目前ECMO支持技术主要在经济水平发展好、医疗资源集中、人口基数大的地区开展较好。此外，开展ECMO的中心仍以三级医院为主，完成ECMO支持例数占总例数的98.6%，提示二级医院仍有很大的提升空间。因此，应加大对二级医院开展ECMO的支持力度，逐步实现各级各地医院ECMO支持技术同质化发展。对于新开展ECMO支持及开展例数较少的医疗中心或地区，可以通过学术交流及教学培训丰富经验，提升技术能力。

2. ECMO适应证把握存在差异，数量与质量发展不平衡

本次分析中，纳入了结局指标如住院死亡率、非康复离院率等。ECMO作为一种终末期治疗的手段，可能存在部分因病重放弃治疗出院的病例，因此非康复离院作为一项复合终点，更能代表患者的出院结局。本次报告发现，有4个省份的ECMO支持的患者例数超过1000例，但其非康复离院率均超过或接近非康复离院率的整体水平（57.3%）。原因可能在于这些地区可能有更多病情严重的患者，需要更复杂的治疗和康复过程。此外，对ECMO适应证的把握可能不够严格，导致一些患者在ECMO治疗下康复困难。因此，ECMO技术的进步不应仅追求数量的增长，更需要确保支持质量的提高。各中心应严格把握ECMO的适应证，持续优化治疗策略，改善患者预后。

3. 患者合并IABP或CRRT操作的有效性评价及ECMO相关并发症的防治亟待重视

与既往研究一致，本次报告也显示合并IABP或CRRT治疗患者的非康复离院率显著高于未合并上述操作的患者，提示此类患者可能面临更加复杂的临床情况，多脏器功能不全的发生率较高，机体功能恢复过程更加困难，这对ECMO治疗期间如何维持和改善重要脏器功能提出了更大的挑战。其次，存在ECMO相关并发症的患者非康复离院率显著升高，应通过对ECMO专业人员进行更深入的培训，早期强调适应证判断，以及在ECMO支持期间强化管理，从而有效降低并发症的发生。

4. 针对关键问题制定改进措施，还需加强医疗质控过程数据填报质量

目前数据主要来源于HQMS，可以从整体评价ECMO支持的情况及住院结局，但无法对ECMO过程的关键质控指标，如ECMO模式（静脉-静脉或静脉-动脉）、置管位置（中心置管或外周置管）及辅助时间进行分析，这些指标均会影响患者预后。此外，我国一项基于NCIS数据对2018年接受ECMO支持患者的研究显示，患者的年龄、性别、合并症，以及不同地区的经济水平均与住院死亡相关。由此可见，不断完善质控指标体系，提高数据填报质量，将有助于开展基于证据的医疗质量控制工作，推动全国体外循环与体外生命支持医疗质量稳步上升。

主　　审：周成斌　刘晋萍　刘　盛　吉冰洋　黄　曼

执笔人：王　靖　王　茜　赵明霞

十一、心血管影像

心血管影像医疗质量分析主要针对冠状动脉计算机断层扫描血管造影（coronary computed tomography angiography，CCTA）在心血管病诊疗领域中的应用。数据来自覆盖全国的CCTA影像技术应用现状抽样调查研究，通过心血管影像质量控制填报平台进行采集。该调查根据2019年国家统计局发布的全国医疗卫生机构统计年鉴，将各省（自治区、直辖市）3%的医院作为调研对象，并按照该省三级医院和二级医院的比例进行抽取，纳入的医院至少覆盖了该省30%的地级市（区）。调查最终抽取开展CCTA诊疗服务的医院171家，其中三级医院84家。2022年调查中首先在心血管影像质量控制填报平台中采用随机抽样的方法，对各个医院进行随机时间点的影像数据抽查，而后，在每家医院收集15～30例影像数据资料，对于小于15例的单位要求全部上报。调查共收集3259例患者数据，其中1844例来自三级医院。患者平均年龄（57.6±12.1）岁，男性占54.9%，体重指数为（24.3±5.5）kg/m^2。质控内容包括CCTA检查前准备情况、扫描技术及对比剂注射方案的评估。鉴于调研医院连续两年CCTA的图像质量优良率均超过90%（2020年和2021年优良率分别为91.9%和92.8%），故本次调研未对图像质量进行评估，重点关注患者的扫描方案及辐射剂量情况。

（一）检查前准备情况

2022年调查数据显示，接受CCTA检查且数据完整的3203例患者中，95.4%为窦性心律，平均心率为（71.9±13.9）次/分。检查前服用β受体阻滞剂的患者有875例，占患者总数的27.3%，其中三级医院有280例，占比为15.6%，二级医院有595例，占比为42.3%。647例患者检查前服用了硝酸甘油，占患者总数的20.2%，其中三级医院患者有359例，占比为20.0%，二级医院患者288例，占比为20.5%。85.9%（2751例）的患者检查前行屏气练习，其中三级医院为78.1%（1404例），二级医院为95.8%（1347例）。

（二）CCTA扫描参数及辐射剂量

此次调查将电子计算机断层扫描（computed tomography，CT）设备分为64排CT、128排及以上CT和双源CT共3类（因双源CT具有双球管、双探测器设备，且采集方式与传统螺旋CT不同，故单独成组）。不同级别医院CCTA检查的设备、图像采集模式、参数情况及辐射剂量详见表2-11-1、表2-11-2。

表2-11-1　医院CCTA设备及扫描参数

设备及扫描参数	总体	二级医院	三级医院
CT扫描设备	（n=2604）	（n=989）	（n=1615）
64排CT	881（33.8%）	729（73.7%）	152（9.4%）
128排及以上CT	963（37.0%）	149（15.1%）	814（50.4%）
双源CT	760（29.2%）	111（11.2%）	649（40.2%）
管电压（kV）	（n=3191）	（n=1396）	（n=1795）
140	93（2.7%）	22（1.6%）	71（4.0%）
130	68（2.1%）	63（4.5%）	5（0.3%）
120	1848（57.9%）	1022（73.2%）	826（46.1%）

续　表

设备及扫描参数	总体	二级医院	三级医院
110	60（1.9%）	27（1.9%）	33（1.8%）
100	885（27.7%）	173（12.4%）	712（39.7%）
90	91（2.9%）	42（3.0%）	49（2.7%）
80	87（2.7%）	26（1.9%）	61（3.4%）
70	59（1.8%）	21（1.5%）	38（2.1%）
采集模式	（n＝3201）	（n＝1402）	（n＝1799）
前瞻性心电门控	1693（52.9%）	693（49.4%）	1000（55.6%）
回顾性心电门控	1508（47.1%）	709（50.6%）	799（44.4%）

表2-11-2　CCTA辐射剂量［中位数（Q1，Q3）］

辐射剂量（mSv）	总体 （n＝3118）	二级医院 （n＝1351）	三级医院 （n＝1767）
64排CT	8.96（4.96，13.85）	9.84（5.52，14.46）	7.40（4.90，10.52）
128排及以上CT	3.80（2.79，5.70）	7.84（4.99，13.75）	3.53（2.51，5.09）
双源CT	5.73（3.78，8.05）	6.39（3.78，9.26）	5.52（3.78，7.76）
总体	5.81（3.51，10.38）	9.24（5.10，13.93）	4.55（3.13，7.10）

1. 设备

本次调研结果显示CCTA检查时二级医院以64排CT为主，三级医院以128排及以上CT和双源CT为主，有66.2%的患者接受了128排及以上CT或双源CT进行检查，对比2021年（53.3%），占比有提高。设备的提升可以减少患者的扫描时间，从而减少辐射剂量，但设备并不是改善辐射剂量的主要因素。2022年各省（自治区、直辖市）使用设备情况见表2-11-3，有8个省（自治区、直辖市）使用128排及以上CT或双源CT的比例高于90%。

2. 扫描模式

临床指南指出使用前瞻性心电门控轴扫模式，选取合理的R-R间期采集数据，可以大幅缩短扫描时间，辐射剂量可下降50%。回顾性心电门控螺旋采集模式，并不能提高CCTA检查的成功率，且辐射剂量高，建议摒弃该模式，或推荐仅在心率超过90次/分的患者中做尝试性使用。此次调查显示47.1%的患者采用回顾性心电门控扫描模式，对比2020年（67.2%）和2021年（51.8%），应用比例逐年减低。

3. 管电压

个体化应用管电压技术是减少患者辐射剂量的另一重要举措，研究显示管电压与辐射剂量的平方成正比，在管电流不变的情况下，管电压从120kV降至100kV时辐射剂量可减少40%左右。目前指南推荐根据患者的体重调节管电压，体重低于60kg的患者应用70kV或80kV的管电压即可获得良好的图像质量；在后处理设备具有迭代重建功能时，体重≤90kg的患者均可使用100kV的管电压进行扫描。此次调查显示，57.9%的患者无论身高体重均采用120kV的管电压，对比2022年（65.6%），该比例有所下降。2022年各省（自治区、直辖市）管电压应用情况见表2-11-3，有7个省（自治区、直辖市）管电压小于120kV的检查数量占比大于50%。

表2-11-3　2022年各省（自治区、直辖市）CCTA设备及管电压应用情况

地区	设备（例数，占比）			管电压（例数，占比）	
	64排CT	128排及以上CT	双源CT	＜120	≥120
安徽	22（68.8%）	10（31.3%）	0（0%）	6（11.8%）	45（88.2%）
福建	132（54.8%）	109（45.2%）	0（0%）	0（0%）	242（100.0%）
甘肃	15（100.0%）	0（0%）	0（0%）	0（0%）	15（100.0%）
广东	62（34.3%）	92（50.8%）	27（14.9%）	111（48.9%）	116（51.1%）
广西	44（40.3%）	48（44.0%）	17（15.6%）	74（44.3%）	93（55.7%）
贵州	0（0%）	3（7.3%）	38（92.7%）	40（61.5%）	25（38.5%）
河北	165（85.5%）	10（5.2%）	18（9.3%）	40（17.5%）	188（82.5%）
河南	26（23.4%）	69（62.2%）	16（14.4%）	42（26.9%）	114（73.1%）
黑龙江	37（64.9%）	20（35.1%）	0（0%）	15（20.6%）	58（79.5%）
湖北	58（55.8%）	12（11.5%）	34（32.7%）	34（23.1%）	113（76.9%）
湖南	54（39.7%）	25（18.4%）	57（41.9%）	99（61.5%）	62（38.5%）
吉林	10（18.9%）	42（79.3%）	1（1.9%）	38（70.4%）	16（29.6%）
江苏	16（13.4%）	40（33.6%）	63（52.9%）	26（19.7%）	106（80.3%）
江西	3（0.8%）	277（76.9%）	80（22.2%）	249（66.8%）	124（33.2%）
辽宁	57（55.9%）	35（34.3%）	10（9.8%）	91（43.1%）	120（56.9%）
内蒙古	20（27.4%）	0（0%）	53（72.6%）	40（44.0%）	51（56.0%）
青海	4（6.5%）	0（0%）	58（93.6%）	4（6.5%）	58（93.6%）
山东	74（46.5%）	3（1.9%）	82（51.6%）	76（47.5%）	84（52.5%）
山西	16（22.5%）	11（15.5%）	44（62.0%）	1（1.2%）	86（98.9%）
陕西	38（57.6%）	28（42.4%）	0（0%）	10（8.1%）	113（91.9%）
上海	26（38.2%）	1（1.5%）	41（60.3%）	62（54.9%）	51（45.1%）
天津	0（0%）	40（100.0%）	0（0%）	3（7.5%）	37（92.5%）
西藏	0（0%）	0（0%）	10（100.0%）	9（90.0%）	1（10.00%）
云南	2（1.1%）	69（37.9%）	111（61.0%）	112（61.5%）	70（38.5%）
浙江	0（0%）	10（100.0%）	0（0%）	0（0%）	10（100.0%）
重庆	0（0%）	9（100.0%）	0（0%）	0（0%）	11（100.0%）

注：受四舍五入影响，部分占比数据合计不为100%。

4. 辐射剂量

理想状态下按照指南推荐的扫描方案，CCTA辐射剂量应该控制在2～5mSv，研究显示高端CT设备推荐采用前瞻性心电门控大螺距或单心跳轴扫模式，辐射剂量能够控制在1～2mSv，甚至更低水平。2020年及2021年调查结果显示CCTA辐射剂量中位数分别为7.9mSv和7.4mSv，2022年为5.8mSv。

2020—2022年辐射剂量构成比变化趋势见图2-11-1。2022年各省（自治区、直辖市）CCTA辐射剂量见图2-11-2，有10个省（自治区、直辖市）的CCTA辐射剂量在国际水平范围（1.9～5.7mSv）。此外，三级医院的辐射剂量低于二级医院。2022年各省（自治区、直辖市）三级医院及二级医院CCTA辐射剂量见图2-11-3和图2-11-4。

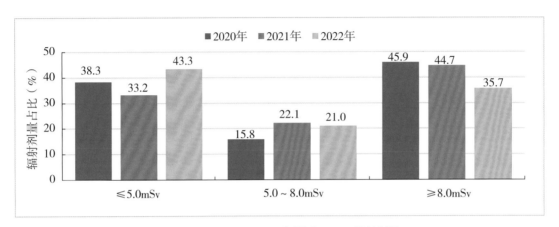

图2-11-1　2020—2022年冠脉CCTA辐射剂量

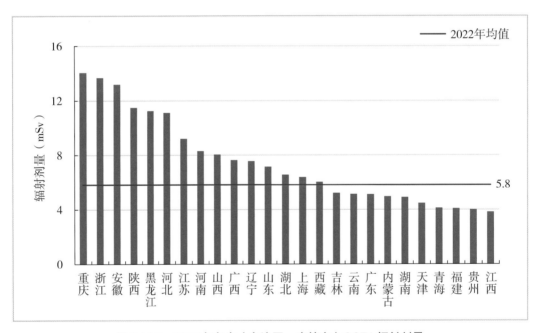

图2-11-2　2022年各省（自治区、直辖市）CCTA辐射剂量

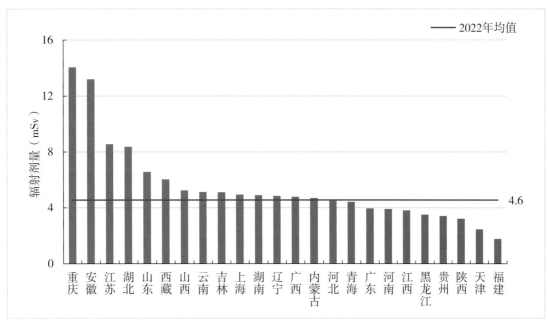

图2-11-3　2022年各省（自治区、直辖市）三级医院CCTA辐射剂量

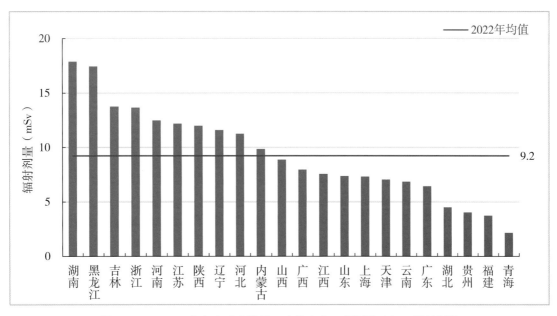

图2-11-4　2022年各省（自治区、直辖市）二级医院CCTA辐射剂量

（三）碘对比剂注射方案

目前对于碘对比剂注射方案尚无统一的专家共识，但管腔CT值在300～450HU范围内对于临床诊断是必需的。冠状动脉强化的CT值与注射方案、扫描方案及患者自身情况有关。指南推荐以碘流率作为对比剂注射方案的核心参数，碘流率是碘对比剂浓度与注射流速的乘积。此次调查显示，52.6%（1680/3196）的患者应用的碘对比剂浓度为350mg/ml，33.7%的患者应用的碘对比剂浓度为370mg/ml。碘对比剂平均用量为（66.5±15.3）ml，三级医院碘对比剂用量平均值（62.4±14.4）ml，二级医院碘对比剂用量高于三级医院［平均值（71.8±14.8）ml］。指南推荐采用双期或三期注射，此

次调查显示仍有45.4%（1451/3196）患者采用单期相注射，其中三级医院比例为43.4%（779/1794），二级医院比例为47.9%（672/1402）。单期注射会增加对比剂用量，且上腔静脉、右心室硬化伪影影响图像质量。2022年各省（自治区、直辖市）双期或三期注射方案见图2-11-5。

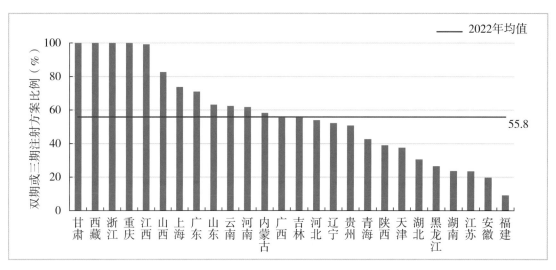

图2-11-5　2022年各省（自治区、直辖市）双期或三期注射方案比例

（四）分析小结

1. CCTA辐射剂量呈逐年降低趋势，但仍与指南推荐存在差距

纵观2020—2022年数据情况，CCTA的辐射剂量中位数分别为7.9mSv、7.4mSv和5.8mSv，2022年CCTA辐射剂量较2022年下降了26.6%，这同调研医院设备升级、应用个体化管电压及前瞻性心电门控扫描比例较前增高有关。尽管目前CCTA的扫描方法较前有较大的改善，且辐射剂量的中位数已经接近发达国家的平均水平，但各地区辐射剂量差异大，且同理想状态下指南推荐辐射剂量（2～5mSv）仍有一定的差距。这一结果提示我们仍需要大力推广及培训规范性的扫描方法，指南推荐的前瞻性心电门控扫描方案、个性化调节管电压和管电流，以及迭代重建技术仍需要大力推广，在保证图像质量的前提下降低辐射剂量，实现CCTA扫描安全性的稳步提高。

2. CCTA检查扫描前心率管理不规范和辐射剂量过高的问题突出，操作规范性需提升

本次分析中，中西部地区部分省份仍以64排CT扫描为主，而部分东部地区省份已经不再应用64排CT。不同等级医院之间差异更明显，64排CT在二级医院应用比例超过70%，这一比例在三级医院不足10%。前瞻性心电门控扫描比例在不同等级医院应用比例相对均衡，但比例不高，仅有一半的单位进行了前瞻性心电门控的扫描。个体化管电压应用比例差异明显，北方省份应用比例明显低于南方省份，二级医院应用比例明显低于三级医院。差异的存在代表医疗质量改善的空间，规范化的培训和加强放射科医师和技师对指南推荐的CCTA扫描方案的掌握非常必要，这将促进技术的普及和推广。根据本调查的结果，国家心血管病质控中心心血管影像质控专家工作组将开展新一轮调研医院点对点CCTA培训和反馈工作。上述调查结果将反馈给参与调研的医疗单位，找出各家医院扫描技术应用不规范、辐射剂量不达标的个性化原因，进行针对性的培训，以确保问题得到解决。

主　　审：吕　滨　王锡明　侯　阳

执笔人：赵　丽　任心爽

十二、心血管护理

本部分数据来源于国家护理质量数据平台（China national database of nursing quality，CNDNQ）2020—2022年护理专业医疗质控指标季度监测数据。2022年上报数据的医院有630家，其中三级医院占67.1%，二级医院占32.9%。上报数据的心血管病区有1018个，其中心血管内科病区占86.5%。2020年和2021年医院和病区数量见表2-12-1。

表2-12-1　2020—2022年CNDNQ填报情况

	三级医院			二级医院			总体			趋势
	2020年	2021年	2022年	2020年	2021年	2022年	2020年	2021年	2022年	
医院数量（家）	164	257	423	62	128	207	226	385	630	
心血管内科病区（个）	124	207	656	62	125	225	186	332	881	
心血管外科病区（个）	12	22	53	0	0	1	12	22	54	
心血管内科ICU（个）	24	37	52	0	4	3	24	41	55	
心血管外科ICU（个）	14	20	27	0	0	1	14	20	28	

注：ICU，重症监护病区。

2022年，参与数据填报的病区数量在20个及以上的省（自治区、直辖市）有23个，低于10个的有6个（图2-12-1）。三年间各省（自治区、直辖市）参与数据填报的病区数量变化见图2-12-1，其中有8个省（自治区、直辖市）的病区数量增幅超过了4倍。

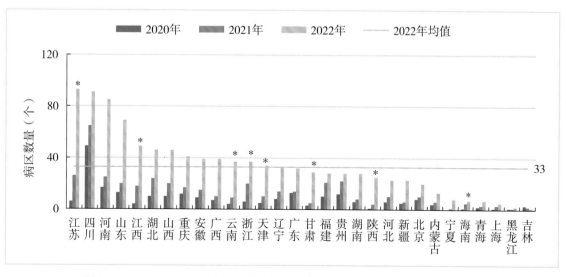

图2-12-1　2020—2022年各省（自治区、直辖市）参与数据填报的病区数量

注：按照2022年病区数量从多到少排序。*该地区2022年相比2020年增幅超过4倍。2020年宁夏未纳入。西藏未纳入。

（一）心血管护理结构指标

1. 床护比

心血管病区床护比（1∶X），指医院心血管病区实际开放床位数与该病区执业护士人数的比，X越大代表护理人力配备越充分。2022年心血管病区床护比的中位数为1∶0.35（即每张床配备护士0.35名），三级医院为1∶0.38，二级医院为1∶0.30。不同级别医院床护比的三年变化情况见图2-12-2。2022年心血管四类病区床护比最高的为心血管外科ICU（1∶2.09）。不同病区床护比的三年变化情况见表2-12-2。

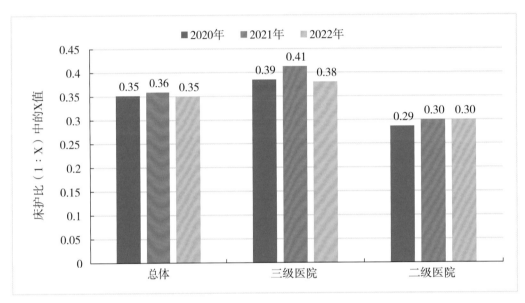

图2-12-2   2020—2022年心血管病区床护比（1∶X）中的X值

表2-12-2   2020—2022年心血管四类病区床护比（1∶X）中的X值

病区分类	2020年	2021年	2022年	趋势
心血管内科病区	0.32	0.33	0.34	
心血管外科病区	0.52	0.48	0.43	
心血管内科ICU	1.18	1.21	1.35	
心血管外科ICU	2.43	2.27	2.09	

注：ICU，重症监护病区。

2020—2022年各省（自治区、直辖市）的心血管内科病区床护比情况见图2-12-3。与2020年相比，2022年有18个省（自治区、直辖市）的心血管内科病区床护比有增加。另外，三年间有7个省（自治区、直辖市）的心血管内科病区床护比呈持续增加趋势。

以各省（自治区、直辖市）内各个心血管内科病区间床护比的四分位数间距（四分位数间距＝上四分位数－下四分位数，数值越小代表省内病区间的差异越小）作为省内的病区间床护比变异大小的评价指标。仅对2022年上报数据且病区数量在20个及以上的21个地区进行区域内四分位数间距的计算和比较，有11省（自治区、直辖市）的病区间变异小于整体变异水平（图2-12-4）。

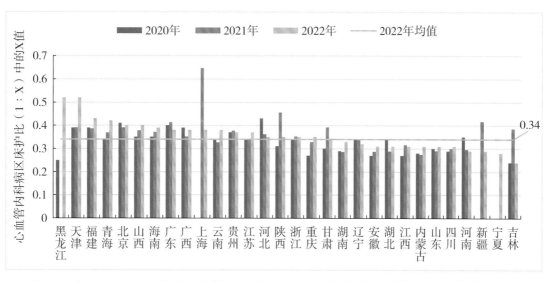

图2-12-3　2020—2022年各省（自治区、直辖市）心血管内科病区床护比（1∶X）中的X值

注：按照2022年心血管内科病区床护比（1∶X）中的X值从大到小排序。2020年上海、新疆、宁夏未纳入。2021年黑龙江、宁夏未纳入。西藏未纳入。

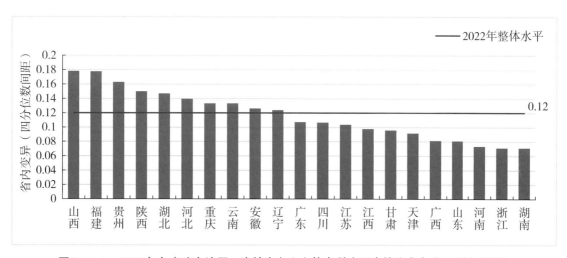

图2-12-4　2022年各省（自治区、直辖市）心血管内科病区床护比省内病区间的同质性

有5个省（自治区、直辖市）的心血管内科病区床护比优于整体平均水平，且省内病区间的变异小于平均变异水平，7个省（自治区、直辖市）的心血管内科病区床护比优于整体水平，省内病区间的变异大于整体变异水平，5个省（自治区、直辖市）的心血管内科病区床护比低于整体水平，省内病区间的变异小于整体变异水平，3个省（自治区、直辖市）的心血管内科病区床护比低于整体水平，且省内病区间的变异大于整体变异水平（图2-12-5）。

2. 护患比

心血管病区护患比（1∶X），指统计周期内心血管病区责任护士数之和与其负责照护的住院患者数之和的比，X越小代表每名护士看护的患者越少，人力配备越充足。常用指标有白班平均护患比、夜班平均护患比和平均每天护患比。心血管四类病区护患比的三年变化情况见表2-12-3。

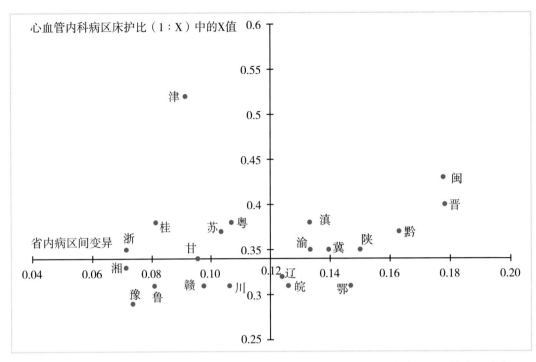

图2-12-5　2022年各省（自治区、直辖市）心血管内科病区床护比与省内病区间的变异分布

注：纵轴，心血管内科病区床护比水平（采用床护比（1∶X）中的X值展示省内指标水平）。横轴，基于病区水平的心血管内科病区床护比四分位数间距（采用四分位数间距展示省内病区间人力资源配置指标的变异情况）。纵轴与横轴交叉点为心血管内科病区床护比的均值与病区间变异的均值（0.34，0.12），纵轴左侧的省（自治区、直辖市）代表该地区的心血管内科病区床护比省内病区间的变异小于整体平均变异水平，横轴上方的省（自治区、直辖市）代表该地区的心血管内科病区床护比优于整体平均水平。

心血管内科病区床护比优于整体水平，且省内病区间的变异小于整体变异水平的地区有浙江、广西、天津、江苏、广东。

心血管内科病区床护比低于整体水平，且省内病区间的变异大于整体变异水平的地区有辽宁、安徽、湖北。

心血管内科病区床护比优于整体水平，省内病区间的变异大于整体变异水平的地区有云南、重庆、河北、陕西、贵州、福建、山西。

心血管内科病区床护比低于整体水平，省内病区间的变异小于整体变异水平的地区有湖南、河南、山东、江西、四川。

表2-12-3　2020—2022年心血管四类病区护患比（1∶X）中的X值

病区分类	护患比指标	2020年	2021年	2022年	趋势
心血管内科病区	白班	9.28	9.74	9.84	
	夜班	23.34	21.94	20.83	
	平均每天	14.74	14.20	14.24	
心血管外科病区	白班	5.86	6.30	7.46	
	夜班	12.06	13.37	13.27	
	平均每天	8.18	9.39	9.52	
心血管内科ICU	白班	3.19	3.29	3.00	
	夜班	3.95	3.55	3.64	
	平均每天	3.40	3.17	3.23	
心血管外科ICU	白班	1.57	1.84	1.78	
	夜班	1.64	1.76	1.82	
	平均每天	1.64	1.78	1.83	

注：ICU，重症监护病区。

（1）白班平均护患比

2022年心血管病区白班平均护患比的中位数为1∶9.44（即白班平均每名护士负责的患者数为9.44例），三级医院为1∶8.99，二级医院为1∶10.39。不同级别医院白班平均护患比的三年变化情况见图2-12-6。

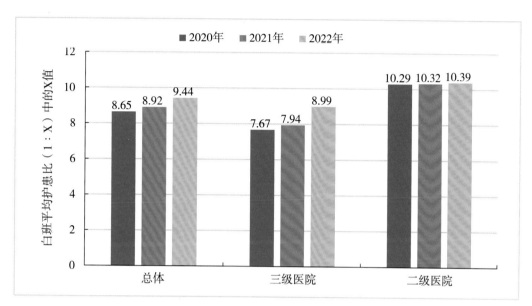

图2-12-6　2020—2022年心血管病区白班平均护患比（1∶X）中的X值

2020—2022年各省（自治区、直辖市）的心血管内科病区白班平均护患比情况见图2-12-7。与2020年相比，2022年有14个省（自治区、直辖市）的心血管内科病区白班平均护患比有所改善。三年间有2个省（自治区、直辖市）的心血管内科病区白班平均护患比呈持续改善趋势。有2个省（自治区、直辖市）的心血管内科病区白班平均护患比一直保持在前5位。

以各省（自治区、直辖市）内心血管内科病区间白班平均护患比的四分位数间距作为省内的病区间变异大小的评价指标。仅对2022年上报数据且病区数量在20个及以上的21个地区进行区域内四分位数间距的计算和比较，有13个省（自治区、直辖市）的病区间变异小于整体变异水平（图2-12-8）。

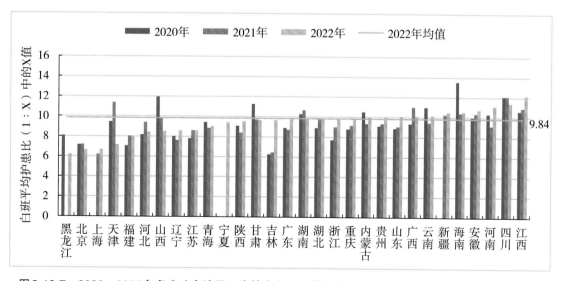

图2-12-7　2020—2022年各省（自治区、直辖市）心血管内科病区白班平均护患比（1∶X）中的X值

注：按照2022年心血管内科病区白班平均护患比（1∶X）中的X值从小到大排序。2021年黑龙江、宁夏未纳入。2020年上海、新疆、宁夏未纳入。西藏未纳入。

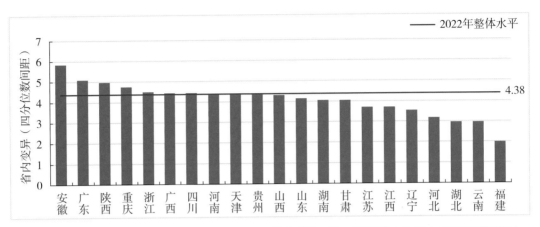

图2-12-8 2022年各省（自治区、直辖市）心血管内科病区白班平均护患比省内病区间的同质性

有9个省（自治区、直辖市）的心血管内科病区白班平均护患比优于整体水平，且省内病区间的变异小于整体变异水平，2个省（自治区、直辖市）的心血管内科病区白班平均护患比优于整体水平，省内病区间的变异大于整体变异水平，4个省（自治区、直辖市）的心血管内科病区白班平均护患比低于整体水平，省内病区间的变异小于整体变异水平，6个省（自治区、直辖市）的心血管内科病区白班平均护患比低于整体水平，且省内病区间的变异大于整体变异水平（图2-12-9）。

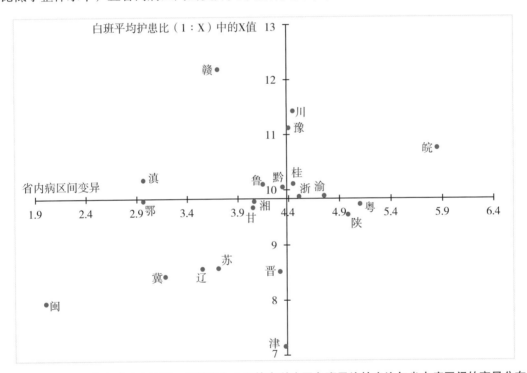

图2-12-9 2022年各省（自治区、直辖市）心血管内科病区白班平均护患比与省内病区间的变异分布

注：纵轴，心血管内科病区白班平均护患比水平［采用护患比（1：X）中的X值展示省内指标水平］。横轴，基于病区水平的心血管内科病区白班平均护患比四分位数间距（采用四分位数间距展示省内病区间人力资源配置指标的变异情况）。纵轴与横轴交叉点为心血管内科病区白班平均护患比的均值与病区间变异的均值（9.84，4.38），纵轴左侧的省（自治区、直辖市）代表该地区的心血管内科病区白班平均护患比省内病区间的变异小于整体平均变异水平，横轴上方的省（自治区、直辖市）代表该地区的心血管内科病区白班平均护患比低于整体平均水平。

心血管内科病区白班平均护患比优于整体水平，且省内病区间的变异小于整体变异水平的地区有福建、湖北、河北、辽宁、江苏、甘肃、湖南、山西、天津。

心血管内科病区白班平均护患比低于整体水平，且省内病区间的变异大于整体变异水平的地区有河南、四川、广西、浙江、重庆、安徽。

心血管内科病区白班平均护患比优于整体水平，省内病区间的变异大于整体变异水平的地区有广东、陕西。

心血管内科病区白班平均护患比低于整体水平，省内病区间的变异小于整体变异水平的地区有云南、江西、山东、贵州。

（2）夜班平均护患比

2022年心血管病区夜班平均护患比的中位数为1∶19.58（即夜班平均每名护士负责的患者数为19.58例），三级医院为1∶18.19，二级医院为1∶22.62。不同级别医院夜班平均护患比的三年变化情况见图2-12-10。

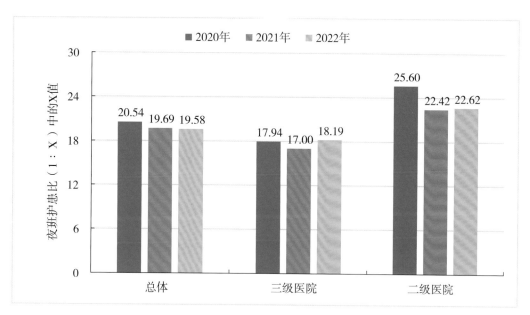

图2-12-10　2020—2022年心血管病区夜班平均护患比（1∶X）中的X值

2020—2022年各省（自治区、直辖市）的心血管内科病区夜班平均护患比情况见图2-12-11。与2020年相比，2022年有16个省（自治区、直辖市）的心血管内科病区夜班平均护患比有所改善。三年间有5个省（自治区、直辖市）的心血管内科病区夜班平均护患比呈持续改善趋势。有2个省（自治区、直辖市）的心血管内科病区夜班平均护患比一直保持在前5位。

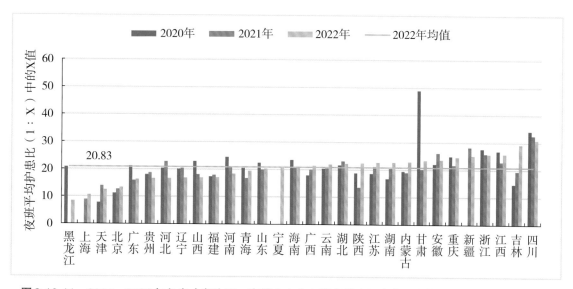

图2-12-11　2020—2022年各省（自治区、直辖市）心血管内科病区夜班平均护患比（1∶X）中的X值

注：按照2022年心血管内科病区夜班平均护患比（1∶X）中的X值从小到大排序。2021年黑龙江、宁夏未纳入。2020年上海、新疆、宁夏未纳入。西藏未纳入。

以各省（自治区、直辖市）内心血管内科病区间夜班平均护患比的四分位数间距作为省内的病区间变异大小的评价指标。仅对2022年上报数据且病区数量在20个及以上的21个地区进行区域内四分位数间距的计算和比较，有15个省（自治区、直辖市）的病区间变异小于整体变异水平（图2-12-12）。

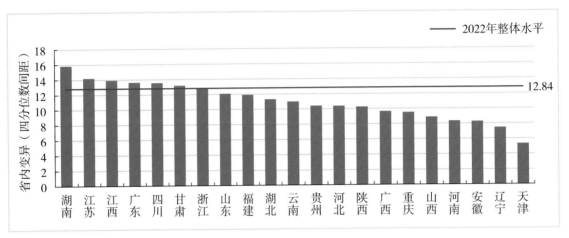

图2-12-12　2022年各省（自治区、直辖市）心血管内科病区夜班平均护患比省内病区间的同质性

有8个省（自治区、直辖市）的心血管内科病区夜班平均护患比优于整体水平，且省内病区间的变异小于整体变异水平，1个省（自治区、直辖市）的心血管内科病区夜班平均护患比优于整体水平，省内病区间的变异大于整体变异水平，7个省（自治区、直辖市）的心血管内科病区夜班平均护患比低于整体水平，省内病区间的变异小于整体变异水平，5个省（自治区、直辖市）的心血管内科病区夜班平均护患比低于整体水平，且省内病区间的变异大于整体变异水平（图2-12-13）。

（3）平均每天护患比

2022年心血管病区平均每天护患比的中位数为1∶13.63，三级医院为1∶12.80，二级医院为1∶15.03。不同级别医院白班平均护患比的三年变化情况见图2-12-14。心血管病区平均每天护患比三年间基本持平，但四分位数间距从2020年（8.46）、2021年（7.91）、2022年（6.79）呈逐年减小的趋势（图2-12-15）。

2020—2022年各省（自治区、直辖市）的心血管内科病区平均每天护患比情况见图2-12-16。与2020年相比，2022年有11个省（自治区、直辖市）的心血管内科病区平均每天护患比有所改善。三年间有3个省（自治区、直辖市）的心血管内科病区平均每天护患比呈持续改善趋势。有1个省（自治区、直辖市）的心血管内科病区平均每天护患比一直保持在前5位。

以各省（自治区、直辖市）内心血管内科病区间平均每天护患比的四分位数间距作为省内的病区间变异大小的评价指标。仅对2022年上报数据且病区数量在20个及以上的21个地区进行区域内四分位数间距的计算和比较，有17个省（自治区、直辖市）的病区间变异小于整体变异水平（图2-12-17）。

有11个省（自治区、直辖市）的心血管内科病区平均每天护患比优于整体水平，且省内病区间的变异小于整体变异水平，有1个省（自治区、直辖市）的心血管内科病区平均每天护患比优于整体水平，省内病区间的变异大于整体变异水平，5个省（自治区、直辖市）的心血管内科病区平均每天护患比低于整体水平，省内病区间的变异小于整体变异水平，3个省（自治区、直辖市）的心血管内科病区平均每天护患比低于整体水平，且省内病区间的变异大于整体变异水平（图2-12-18）。

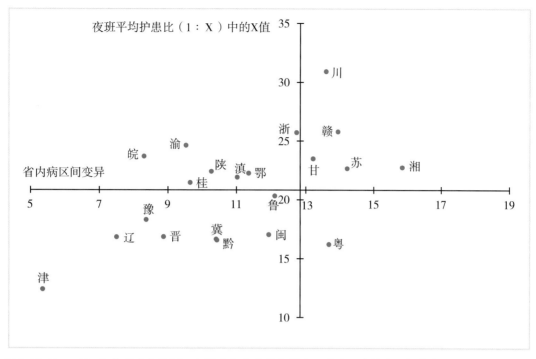

图2-12-13 2022年各省（自治区、直辖市）心血管内科病区夜班平均护患比与省内病区间的变异分布

注：纵轴，心血管内科病区夜班平均护患比水平［采用护患比（1∶X）中的X值展示省内指标水平］。横轴，基于病区水平的心血管内科病区夜班平均护患比四分位数间距（采用四分位间距展示省内病区间人力资源配置指标的变异情况）。纵轴与横轴交叉点为心血管内科病区夜班平均护患比的均值与病区间变异的均值（20.83，12.84），纵轴左侧的省（自治区、直辖市）代表该地区的心血管内科病区夜班平均护患比省内病区间的变异小于整体平均变异水平，横轴上方的省（自治区、直辖市）代表该地区的心血管内科病区夜班平均护患比低于整体平均水平。

心血管内科病区夜班平均护患比优于整体水平，且省内病区间的变异小于整体变异水平的地区有天津、辽宁、河南、山西、河北、贵州、福建、山东。

心血管内科病区夜班平均护患比低于整体水平，且省内病区间的变异大于整体变异水平的地区有甘肃、四川、江西、江苏、湖南。

心血管内科病区夜班平均护患比优于整体水平，省内病区间的变异大于整体变异水平的地区有广东。

心血管内科病区夜班平均护患比低于整体水平，省内病区间的变异小于整体变异水平的地区有安徽、重庆、广西、陕西、云南、湖北、浙江。

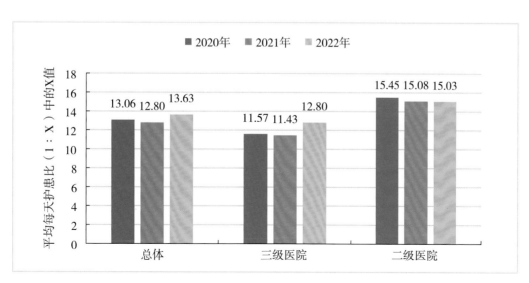

图2-12-14 2020—2022年心血管病区平均每天护患比（1∶X）中的X值

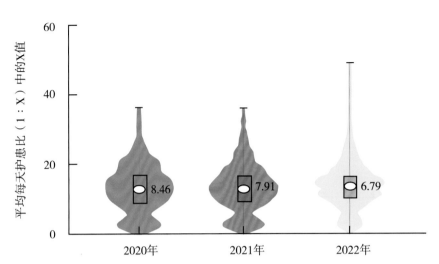

图2-12-15　2020—2022年心血管病区平均每天护患比四分位数间距

注：图中圆点代表中位数；方框代表四分位数间距，数值为四分位数间距值。

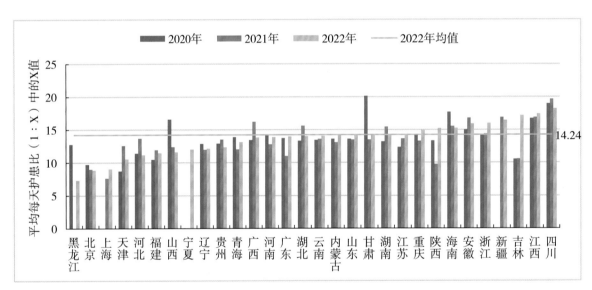

图2-12-16　2020—2022年各省（自治区、直辖市）心血管内科病区平均每天护患比（1∶X）中的X值

注：按照2022年心血管内科病区平均每天护患比中X值从小到大排序。2021年黑龙江、宁夏未纳入。2020年上海、新疆、宁夏未纳入。西藏未纳入。

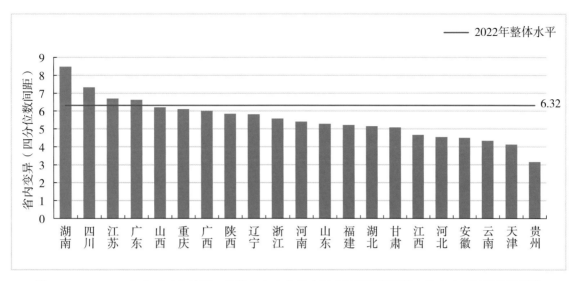

图2-12-17　2022年各省（自治区、直辖市）心血管内科病区平均每天护患比省内病区间的同质性

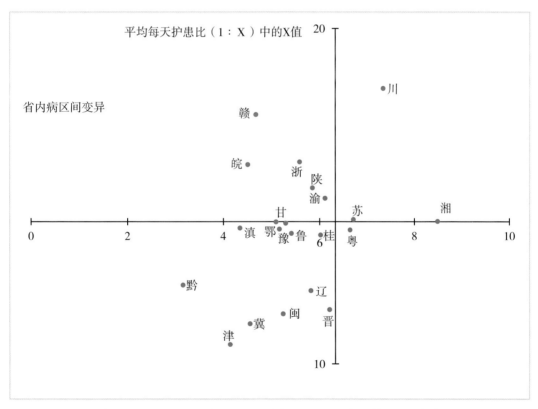

图2-12-18　2022年各省（自治区、直辖市）心血管内科病区平均每天护患比与省内病区间的变异分布

注：纵轴，心血管内科病区平均每天护患比水平［采用护患比（1∶X）中的X值展示省内指标水平］。横轴，基于病区水平的心血管内科病区平均每天护患比四分位数间距（采用四分位数间距展示省内病区间人力资源配置指标的变异情况）。纵轴与横轴交叉点为心血管内科病区平均每天护患比的均值与病区间变异的均值（14.24，6.32），纵轴左侧的省（自治区、直辖市）代表该地区的心血管内科病区平均每天护患比省内病区间的变异小于整体平均变异水平，横轴上方的省（自治区、直辖市）代表该地区的心血管内科病区平均每天护患比低于整体平均水平。

心血管内科病区平均每天护患比优于整体水平，且省内病区间的变异小于整体变异水平的地区有贵州、天津、云南、河北、湖北、福建、山东、河南、辽宁、广西、山西。

心血管内科病区平均每天护患比低于整体水平，且省内病区间的变异大于整体变异水平的地区有江苏、四川、湖南。

心血管内科病区平均每天护患比优于整体水平，省内病区间的变异大于整体变异水平的地区有广东。

心血管内科病区平均每天护患比低于整体水平，省内病区间的变异小于整体变异水平的地区有安徽、江西、浙江、陕西、重庆。

3. 每住院患者24小时平均护理时数

心血管病区每住院患者24小时平均护理时数，指统计周期内心血管病区执业护士实际上班小时数与住院患者实际占用床日数的比。2022年心血管病区每住院患者24小时平均护理时数的中位数为2.26，三级医院为2.33，二级医院为2.04。不同级别医院24小时平均护理时数的三年变化情况见图2-12-19。心血管四类病区24小时平均护理时数的三年变化情况见表2-12-4。

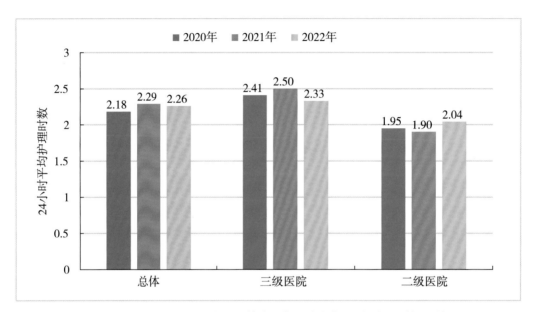

图2-12-19　2020—2022年心血管病区每住院患者24小时平均护理时数

表2-12-4　2020—2022年心血管四类病区每住院患者24小时平均护理时数

病区分类	2020年	2021年	2022年	趋势
心血管内科病区	1.99	2.08	2.17	
心血管外科病区	3.11	2.93	2.68	
心血管内科ICU	8.17	8.79	8.76	
心血管外科ICU	15.62	13.88	13.64	

注：ICU，重症监护病区。

2020—2022年各省（自治区、直辖市）的心血管内科病区24小时平均护理时数情况见图2-12-20。与2020年相比，2022年有16个省（自治区、直辖市）的心血管内科病区24小时平均护理时数有所增加。三年间有4个省（自治区、直辖市）的心血管内科病区24小时平均护理时数呈持续增加趋势。有1个省（自治区、直辖市）的心血管内科病区24小时平均护理时数一直保持在前5位。

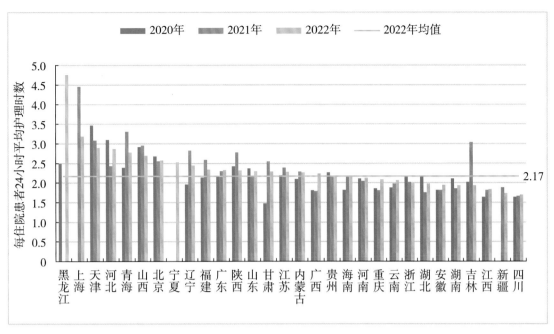

图2-12-20　2020—2022年各省（自治区、直辖市）心血管内科病区每住院患者24小时平均护理时数

注：按照2022年心血管内科病区每住院患者24小时平均护理时数从大到小排序。2020年上海、新疆、宁夏未纳入。2021年黑龙江、宁夏未纳入。西藏未纳入。

4．护士职称结构

心血管病区护士职称构成比为不同职称的护士在心血管病区执业护士中所占的比例。2020年（20.02%）、2021年（24.75%）、2022年（30.24%）心血管病区主管护师及以上护士占比呈明显上升趋势（图2-12-21）。

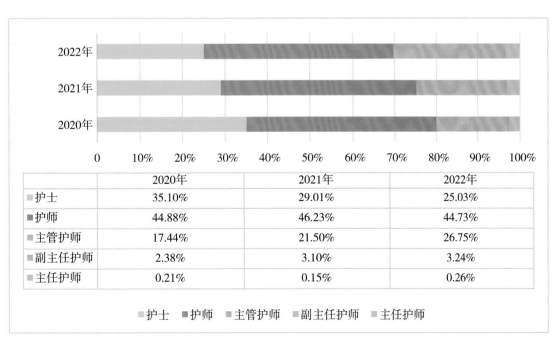

	2020年	2021年	2022年
护士	35.10%	29.01%	25.03%
护师	44.88%	46.23%	44.73%
主管护师	17.44%	21.50%	26.75%
副主任护师	2.38%	3.10%	3.24%
主任护师	0.21%	0.15%	0.26%

图2-12-21　2020—2022年心血管病区护士职称构成

注：受四舍五入影响，部分占比数据合计不为100%。

5. 护士学历结构

心血管病区护士学历构成比为不同学历的护士在心血管病区执业护士中所占的比例。2020年（61.05%）、2021年（64.71%）、2022年（72.34%）心血管病区本科及以上护士占比呈明显上升趋势（图2-12-22）。

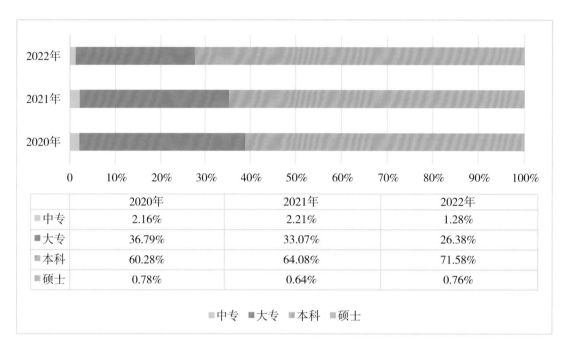

	2020年	2021年	2022年
■中专	2.16%	2.21%	1.28%
■大专	36.79%	33.07%	26.38%
■本科	60.28%	64.08%	71.58%
■硕士	0.78%	0.64%	0.76%

■中专 ■大专 ■本科 ■硕士

图2-12-22 2020—2022年心血管病区护士学历构成

注：受四舍五入影响，部分占比数据合计不为100%。

6. 护士年资结构

心血管病区护士年资构成比为不同工作年限的护士在心血管病区执业护士中所占的比例。2020年（61.47%）、2021年（65.62%）、2022年（68.14%）心血管病区5年及以上护士占比呈逐年增加趋势（图2-12-23）。

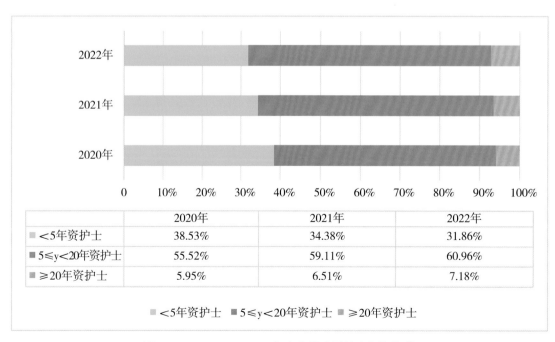

	2020年	2021年	2022年
■<5年资护士	38.53%	34.38%	31.86%
■5≤y<20年资护士	55.52%	59.11%	60.96%
■≥20年资护士	5.95%	6.51%	7.18%

■<5年资护士 ■5≤y<20年资护士 ■≥20年资护士

图2-12-23 2020—2022年心血管病区护士年资构成

7. 护士离职率

心血管病区护士离职率是指医疗机构心血管病区护士离职人数与心血管病区执业护士总人数的比。2022年护士离职率为2.30%，三级医院为2.10%，二级医院为3.23%。三年间心血管病区护士离职率在2021年最高（图2-12-24）。心血管四类病区护士离职率的三年变化情况见表2-12-5。

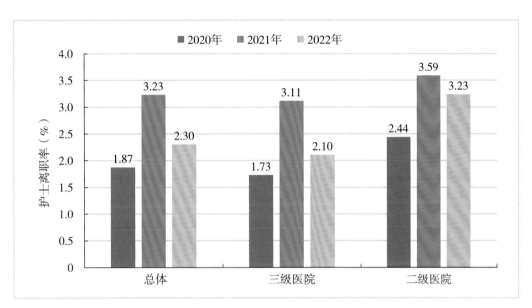

图2-12-24　2020—2022年心血管病区护士离职率

表2-12-5　2020—2022年心血管四类病区护士离职率　　　　　单位：%

病区分类	2020年	2021年	2022年	趋势
心血管内科病区	2.14	3.21	2.25	
心血管外科病区	0.34	3.01	2.78	
心血管内科ICU	1.43	2.50	2.77	
心血管外科ICU	1.23	4.26	2.07	

注：ICU，重症监护病区。

8. 护理级别占比

心血管病区护理级别占比为不同护理级别的患者在病区所有患者中所占的比例。2022年心血管病区护理级别占比情况见图2-12-25，其中三级医院特级护理占比（6.72%）明显高于二级医院（1.49%）。2022年心血管四类病区不同护理级别占比情况见图2-12-26。

（二）心血管护理过程指标

1. 身体约束率

心血管病区住院患者身体约束率，为统计周期内心血管病区住院患者身体约束日数与心血管病区住院患者实际占用床日数的比例。2022年心血管住院患者身体约束率为1.51%，三级医院为1.68%，二级医院为0.93%（图2-12-27）。2020—2022年身体约束率呈逐年下降的趋势，2022年比2020年下降0.18%。心血管四类病区中身体约束率在心血管外科ICU最高（表2-12-6）。

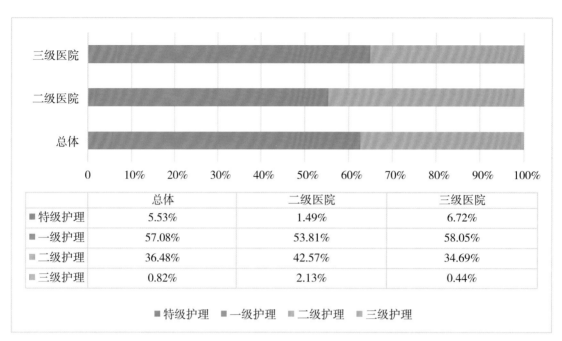

	总体	二级医院	三级医院
■特级护理	5.53%	1.49%	6.72%
■一级护理	57.08%	53.81%	58.05%
■二级护理	36.48%	42.57%	34.69%
■三级护理	0.82%	2.13%	0.44%

■特级护理　■一级护理　■二级护理　■三级护理

图2-12-25　2022年心血管病区不同护理级别占比情况

注：受四舍五入影响，部分占比数据合计不为100%。

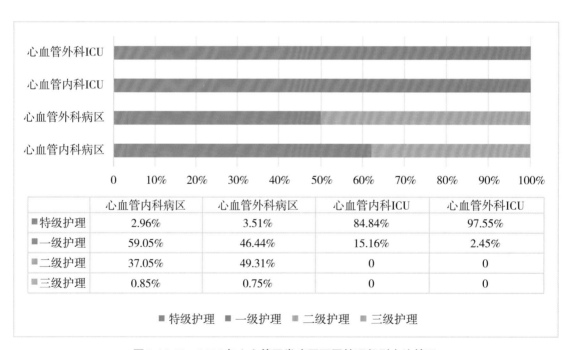

	心血管内科病区	心血管外科病区	心血管内科ICU	心血管外科ICU
■特级护理	2.96%	3.51%	84.84%	97.55%
■一级护理	59.05%	46.44%	15.16%	2.45%
■二级护理	37.05%	49.31%	0	0
■三级护理	0.85%	0.75%	0	0

■特级护理　■一级护理　■二级护理　■三级护理

图2-12-26　2022年心血管四类病区不同护理级别占比情况

注：ICU，重症监护病区。受四舍五入影响，部分占比数据合计不为100%。

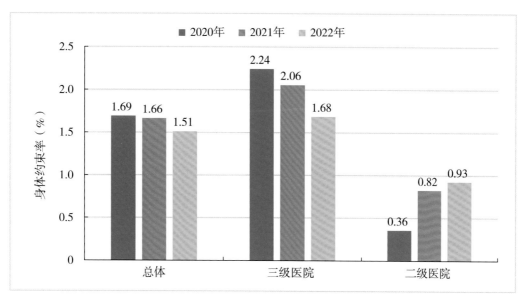

图 2-12-27　2020—2022 年心血管病区住院患者身体约束率

表 2-12-6　2020—2022 年心血管四类病区住院患者身体约束率　　　　　　　　　　　　　单位：%

病区分类	2020年	2021年	2022年	趋势
心血管内科病区	0.53	0.62	0.65	
心血管外科病区	2.66	2.22	1.78	
心血管内科ICU	7.22	8.35	12.53	
心血管外科ICU	55.43	47.16	56.48	

注：ICU，重症监护病区。

（三）心血管护理结果指标

1. 跌倒发生率

心血管病区住院患者跌倒发生率，为统计周期内心血管病区住院患者发生跌倒例次数（包括造成或未造成伤害）与心血管病区住院患者实际占用床日数的千分比。2022 年心血管病区住院患者跌倒发生率为 0.10‰，三级医院为 0.09‰，二级医院为 0.13‰（图 2-12-28）。2020—2022 年跌倒发生率呈逐年下降的趋势，2022 年比 2020 年下降 0.02‰。跌倒发生率心内科病区高于心外科病区（表 2-12-7）。

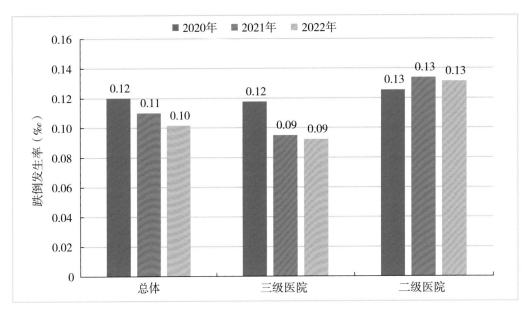

图2-12-28　2020—2022年心血管病区住院患者跌倒发生率

表2-12-7　2020—2022年心血管普通病区住院患者跌倒发生率位　　　　　　　单位：‰

病区分类	2020年	2021年	2022年	趋势
心血管内科病区	0.12	0.11	0.10	
心血管外科病区	0.10	0.06	0.05	

2. 跌倒伤害占比

　　心血管病区住院患者跌倒伤害占比，指统计周期内心血管病区住院患者跌倒伤害例次数占心血管病区住院患者发生跌倒例次数的比例。2022年心血管病区住院患者跌倒伤害占比为65.63%，三级医院为64.35%，二级医院为68.54%。2020—2022年住院患者跌倒伤害占比基本持平（图2-12-29）。跌倒伤害占比心血管内科病区高于心血管外科病区（表2-12-8）。

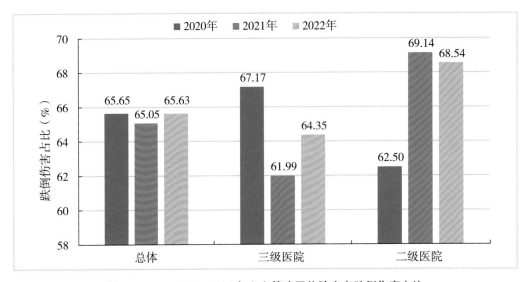

图2-12-29　2020—2022年心血管病区住院患者跌倒伤害占比

表2-12-8 2020—2022年心血管普通病区住院患者跌倒伤害占比 单位：%

病区分类	2020年	2021年	2022年	趋势
心血管内科病区	67.02	65.18	66.18	
心血管外科病区	28.57	60.00	41.38	

3. 2期及以上院内压力性损伤发生率

心血管病区住院患者2期及以上院内压力性损伤发生率，指统计周期内心血管病区住院患者2期及以上院内压力性损伤发生例数占心血管病区住院患者总数的比例。2022年心血管病区住院患者2期及以上院内压力性损伤发生率为0.02%，三级医院为0.01%，二级医院为0.02%（图2-12-30）。2020—2022年2期及以上院内压力性损伤发生率呈逐年下降的趋势，2022年比2020年下降了0.03%。心血管四类病区中2期及以上院内压力性损伤发生率在心血管外科ICU最高（表2-12-9）。

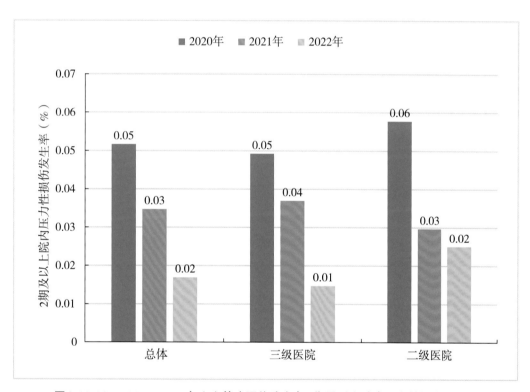

图2-12-30 2020—2022年心血管病区住院患者2期及以上院内压力性损伤发生率

表2-12-9 2020—2022年心血管四类病区住院患者2期及以上院内压力性损伤发生率 单位：%

病区分类	2020年	2021年	2022年	趋势
心血管内科病区	0.04	0.02	0.01	
心血管外科病区	0.12	0.06	0.02	
心血管内科ICU	0.11	0.10	0.06	
心血管外科ICU	0.25	0.22	0.10	

注：ICU，重症监护病区。

4. 心血管住院患者非计划拔管率

心血管病区住院患者某类导管非计划性拔管率，指统计周期内心血管病区住院患者发生某类导管非计划性拔管的例次数与该类导管留置总日数的千分比。本报告收集的置管包括4类：气管导管（气管插管、气管切开）、经口/鼻胃肠道管、导尿管和中心静脉导管（central venous catheter，CVC），以下统称"四类置管"。

2022年不同病区心血管住院患者四类置管患者非计划拔管率见图2-12-31，三年的变化情况见表2-12-10。非计划拔管率与病区护患比息息相关，心血管外科ICU平均每天护士护理患者数每增加1人，气管导管的非计划拔管率将增加1.49倍。

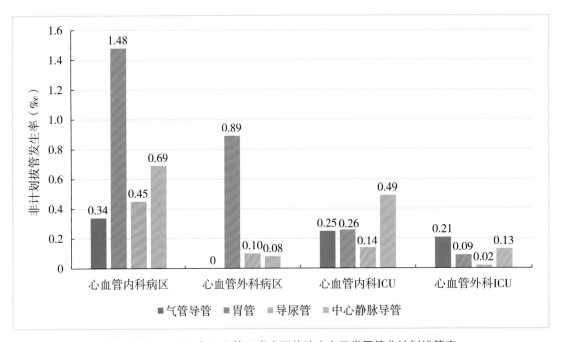

图2-12-31 2022年心血管四类病区住院患者四类置管非计划拔管率
注：ICU，重症监护病区。

表2-12-10 2020—2022年心血管病区住院患者四类置管非计划性拔管率 单位：‰

非计划性拔管类型	2020年	2021年	2022年	趋势
气管导管非计划拔管	0.22	0.30	0.23	
胃肠导管非计划拔管	1.30	1.24	0.94	
导尿管非计划拔管	0.41	0.34	0.30	
CVC非计划拔管	0.38	0.36	0.32	

注：CVC，中心静脉导管。

5. 心血管住院患者导管相关感染发生率

本报告纳入的心血管病区住院患者导管相关感染包括呼吸机相关性肺炎（ventilator associated pneumonia，VAP）、导尿管相关性感染（catheter-associated urinary tract infection，CAUTI）和CVC相关血流感染。心血管病区住院患者VAP发生率，指统计周期内心血管病区患者发生VAP例次数与心血管病区住院患者有创机械通气总日数的千分比。心血管病区住院患者CAUTI发生率，指统计周期内心血管病区留置导尿管患者中发生尿路感染例次数与心血管病区患者导尿管留置总日数的千分比。心血管病区住院患者CVC相关血流感染发生率，指统计周期内心血管病区患者CVC相关血流感染发生例次数与心血管病区患者CVC留置总日数的千分比。

2022年不同病区心血管住院患者三类导管相关感染发生率见图2-12-32，三年的变化情况见表2-12-11。

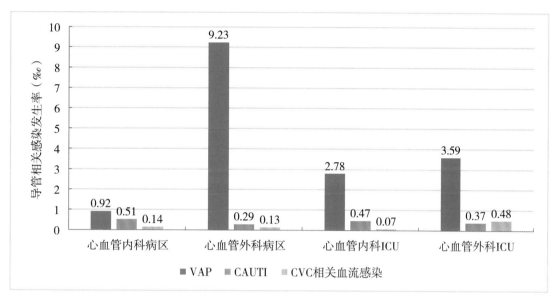

图2-12-32　2022年四类心血管病区住院患者三类导管相关感染发生率
注：CAUTI，导尿管相关性感染；CVC，中心静脉导管；ICU，重症监护病区；VAP，呼吸机相关性肺炎。

表2-12-11　2020—2022年心血管病区住院患者三类导管相关感染发生率　　　　单位：‰

管路相关感染类型	2020年	2021年	2022年	趋势
VAP	6.17	5.35	3.35	
CAUTI	0.37	0.36	0.46	
CVC相关血流感染	0.20	0.34	0.23	

注：CAUTI，导尿管相关性感染；CVC，中心静脉导管；VAP，呼吸机相关性肺炎。

（四）分析小结

1. 质控数据来源有待完善

总体来说，心血管病专业的护理质控工作尚处于起步阶段，目前护理质控数据全部来源于CNDNQ，虽然各省（自治区、直辖市）对护理质量评价的重视程度越来越高，三年来在CNDNQ进行上报的医院及病区数量有大幅增加但仍然不足。医院质量监测系统数据显示，2022年共有5648家医院收治了心血管病患者，而在CNDNQ进行数据上报的医院仅630家。因此，本报告内容中对各地之间护理质量数据进行的对比分析只能反映填报医院的水平，还不能完全代表当地实际情况。未来应鼓励心血管病区所在的医院积极参与护理质量数据填报工作并努力提升数据填报质量。此外，目前质控数据仅来自通科护理质控数据，亟待建立基于心血管专科护理的质控平台和大样本多中心的护理注册登记研究，以便对心血管护理质量提供更全面的评价。

2．护理人力资源配置数量不足，但素质有提升

《全国护理事业发展规划（2021—2025年）》中提出，到2025年三级医院病区床护比达到1∶0.65，二级医院达到1∶0.55。2022年，三级医院心血管病区床护比为1∶0.38，二级医院为1∶0.30，均与目标值还有一定差距。从护患比来看，2022年平均每天护患比的中位数为1∶13.63，与《进一步改善护理服务行动计划实施方案（2023—2025年）》中提到的每名责任护士平均负责患者人数不超过8人的要求仍然有差距。虽然2020—2022年期间护患比基本持平，但是四分位数间距逐年缩小，说明医院之间护患比配置的差距在逐年改善，护理人力资源配置的重要性越来越受到各级医院管理者的重视。此外，2020—2022年本科及以上护士占比和中高级以上职称的护士占比明显提升，说明近年来各地对心血管护理人才梯队建设重视程度提升，通过落实鼓励护士在职学习、畅通护士职称晋升渠道、职称晋升向临床一线护士倾斜等政策，有效地提高了护士队伍的素质。另外，工作年限在一定程度上可以反映护理人员的能力水平，对于管理者来说，在关注护士队伍数量、素质的同时，也要关注能力结构及其评价指标的构建。2022年三级医院心血管病区特级护理的占比为6.72%，一级护理的占比为58.05%，远高于《2021年国家医疗服务与质量安全报告护理专业分册》中报告的2020年三级综合医院的特级护理占比（3.13%）、一级护理占比（34.82%），体现了心血管疾病患者护理负担较重，这也提醒护理管理者需要结合科室的护理级别占比情况，将护理队伍的数量和能力结构进行统筹规划。

3．心血管护理质量水平总体呈上升趋势，但不同级别医院和不同类别病区间差异明显

从护理过程指标来看，心血管住院患者身体约束率三年间呈逐年下降趋势，这可能与中华护理学会在2019年颁布了《住院患者身体约束护理》的团体标准，患者身体约束的管理得到了重视，身体约束更加规范有关。另外，三级医院身体约束率呈现了明显的下降，但是二级医院的身体约束率不降反增，说明要在二级医院加强行业内新出台的指南、共识、标准等的宣传力度和培训落实。另外，心血管外科ICU患者的身体约束率一直居高不下，这可能与外科术后患者普遍采用有创机械通气，护理人员通常采用约束作为预防气管导管非计划拔管的措施有关。然而通过对2022年心血管外科ICU气管导管非计划性拔管的影响因素分析发现，身体约束率与气管导管非计划性拔管不存在关联。身体约束虽然通常作为机械通气患者的一项保护性措施，但也是导致谵妄等约束伤害的危险因素，应鼓励ICU护理人员学习身体约束缩减策略或身体约束替代方案等措施，纠正对身体约束的认知偏差、减少不必要的身体约束。

从护理结果指标来看，三年间患者跌倒发生率和2期及以上院内压力性损伤发生率均呈现逐年下降的趋势，但二级医院发生率明显高于三级医院，提示需要对二级医院护士增加教育资源，强化心血管专科护士培训，建立健全质量管理体系，提高护理服务质量。不同病区住院患者非计划拔管率有明显差异，提示心血管外科ICU应更加关注气管导管，心血管内科ICU应更加关注CVC，心血管内外科病区应更加关注胃管。通过对2022年心血管外科ICU气管导管非计划性拔管的影响因素分析发现，心血管外科ICU护士每天护理患者数每增加1人，气管导管的非计划拔管发生率将增加1.49倍，这个结果提示护理人力配置与患者结局息息相关。一项发表在《柳叶刀》上的文章表明，虽然护患比的降低会使人力成本增加，但可以显著改善患者的临床结局，并因此节约医疗成本，且节约的医疗成本是增加的人力成本的两倍多。提示管理者应正确对待护理人力资源的合理配置以及对医疗质量结局的影响。在三类导管相关感染中VAP的发生率最高，VAP在心血管外科病区中的发生率最高，这可能与心外科术后患者气管插管比例高有关。2018年颁布的《中国成人医院获得性肺炎与呼吸机相关性肺炎诊断和治疗指南》中详细地介绍了VAP的危险因素和预防措施，应依照指南对ICU的护理人员加强培训，监测预防措施的落实。另外，也要警惕可能存在对CAUTI和CVC相关血流感染的认识不足、监测和诊断水平较低的情况，提示管理者应提高护理人员对这两种感染的认识和重视程度。

主　审：么　莉　张海燕　钟竹青　李庆印

执笔人：张　辰　马　艳　闫　琳　刘周周

尚文涵　张宇扬

第三部分

心血管病医疗质量改进工作进展

一、冠心病：提高急性ST段抬高型心肌梗死再灌注治疗率

（一）背景

急性ST段抬高型心肌梗死（STEMI）作为发病率、致残率、致死率均较高的心血管病急危重症，其发病率仍呈快速增长态势，是冠心病致死致残的主要原因，造成了巨大的社会及经济负担。急性STEMI救治的关键在于早期、完全和持续地开通闭塞的冠状动脉，恢复梗死相关血管灌注区域心肌的灌注。为此，提高急性STEMI患者的再灌注治疗率，对改善患者预后具有重要意义。

自2021年起，国家卫生健康委员会将"提高急性ST段抬高型心肌梗死再灌注治疗率"列为国家医疗质量安全改进十大目标之一，国家心血管系统疾病医疗质量控制中心据此制定并印发了《国家心血管病医疗质量改进行动方案（2021—2023）》，围绕急性STEMI提出三大行动：一是针对公众，开展急性心肌梗死识别及再灌注治疗医学常识普及教育的"护心行动"，提高公众对于疾病的认识，特别是对于症状的识别和及时就诊的流程管理，从而缩短从发病到到院就诊时间；二是针对院前急救团队（120/999），开展院前迅速响应，及时转运并提前通知的"闪电行动"；三是针对院内急救团队，开展院内快速反应，缩短流程并提升救治的"开通行动"。

（二）2022年改进目标

1. 总体目标

提高发病12小时内急性STEMI患者再灌注治疗率，到2022年底提升至83%。

2. 目标分解

分目标一：提高发病12小时内急性STEMI患者到院90分钟内进行直接经皮冠状动脉介入治疗（PCI）的比例，到2022年底提升至60%。

分目标二：提高发病12小时内急性STEMI患者到院30分钟内给予静脉溶栓治疗的比例，到2022年底提升至55%。

（三）行动进展

在国家卫生健康委员会指导下，国家心血管系统疾病医疗质量控制中心联合各级质控中心及医疗机构，开展医疗质量改进行动，以期达到提高医疗质量、改善疾病预后、取得最佳医疗结果的目的，具体进展如下。

1. 建立专项工作团队

2021年2月成立国家急性STEMI再灌注治疗质量改进行动专项委员会并建立学术指导委员会。

2. 开展专题培训

制作急性STEMI再灌注治疗相关培训资料（幻灯片、视频、海报等），通过全国质控会议面向省级质控组织进行宣贯，同时通过线下行业会议、线上直播、公众号、网站、新闻媒体等多种方式开展急性STEMI再灌注治疗相关培训，包括急性STEMI医疗质量控制指标、急性STEMI医疗质量改进行动方案、急性STEMI再灌注标准方案、急性STEMI医疗质量控制标准方案（PCI/非PCI）、急性STEMI院前急救及院内衔接培训等。同时在核心期刊发表急性STEMI再灌注治疗质量改进模式、经验相关系列文章。

3. 定期分析反馈质控数据

基于国家单病种医疗质量管理与控制平台上报数据，按季度分析并向各省级卫生健康委员会、各省级质控中心反馈所辖区域内医疗机构填报情况、医疗质量指标完成情况等。为各省了解本省急性STEMI再灌注治疗质量情况，制订下一步工作计划提供数据支持。

4．开展省级质控中心调研

2022年开展各省医疗质量改进行动情况调研，获得27家省级质控中心反馈，其中10家反馈冠心病医疗质量改进行动方案及实施情况。调研发现，部分省级质控中心根据本地区实际情况完善市级质控组织架构，建立质控工作制度，开展各种形式的质控培训，收集和分析质控数据，进行医疗质量评估，开展现场及远程工作指导等，逐步推进医疗质量改进行动，取得显著的成绩。

（四）改进结果

2022年，国家单病种医疗质量管理与控制平台上报急性STEMI患者约7.9万例，其中三级医院6.9万例，二级医院9958例。

2022年，发病12小时内再灌注治疗率为80.9%，较2021年（81.9%）略有下降，较2020年（73.7%）明显提高。三级医院、二级医院均呈现同样的变化趋势（图3-1-1）。

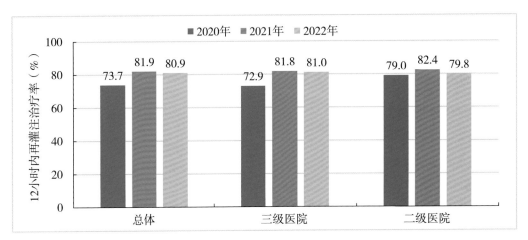

图3-1-1　急性STEMI发病12小时内再灌注治疗率

2022年，发病12小时内到院90分钟内进行直接PCI的比例为49.6%，三级医院50.0%，二级医院46.6%，较2021总体（46.0%）、三级医院（46.4%）、二级医院（42.5%）有所提升，较2020年总体（39.9%）、三级医院（40.6%）、二级医院（34.9%）均明显提升（图3-1-2）。

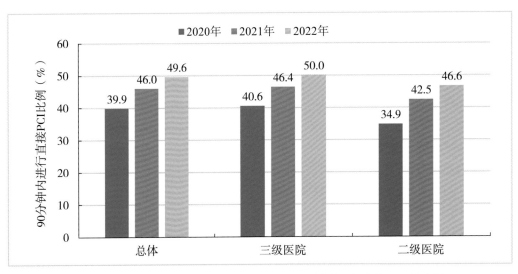

图3-1-2　急性STEMI发病12小时内到院90分钟内进行直接PCI的比例

2022年，发病12小时内到院30分钟内溶栓治疗的比例为37.4%，三级医院（29.8%）明显低于二级医院（53.7%），较2021年总体（35.7%）及二级医院（47.3%）有所提升，与三级医院（30.1%）基本持平，较2020年总体（34.8%）、三级医院（26.2%）、二级医院（45.8%）亦有所提升（图3-1-3）。

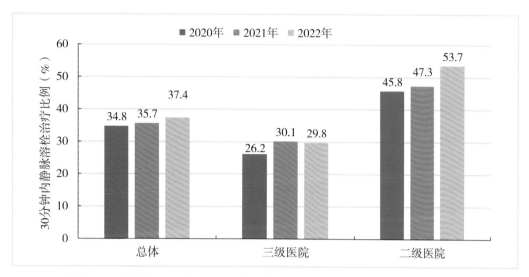

图3-1-3　急性STEMI发病12小时内到院30分钟内给予静脉溶栓治疗的比例

此外，各省（自治区、直辖市）的情况见图3-1-4、图3-1-5、图3-1-6所示，不同省（自治区、直辖市）急性STEMI患者发病12小时内到院再灌注治疗率、发病12小时内到院90分钟内PCI的比例、发病12小时内到院30分钟内溶栓的比例差异较大。

2020—2022年，7个省（自治区、直辖市）STEMI发病12小时内再灌注率呈逐年上升趋势，6个省（自治区、直辖市）呈逐年下降趋势。2022年，各省（自治区、直辖市）12小时内再灌注率最高值为91.8%，最低值为62.5%（图3-1-4）。

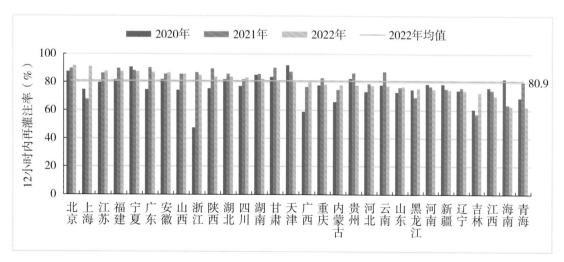

图3-1-4　2020—2022年各省（自治区、直辖市）急性STEMI患者发病12小时内再灌注治疗率

注：按照2022年急性STEMI患者发病12小时内再灌注治疗率从大到小排序。西藏未纳入。

2020—2022年，9个省（自治区、直辖市）发病12小时内到院90分钟内进行直接PCI的比例呈逐年上升趋势，2个省（自治区、直辖市）呈逐年下降趋势。2022年，各省（自治区、直辖市）发病12小时内到院90分钟内进行直接PCI的比例最高值为62.9%，最低值为21.4%，相差1.9倍（图3-1-5）。

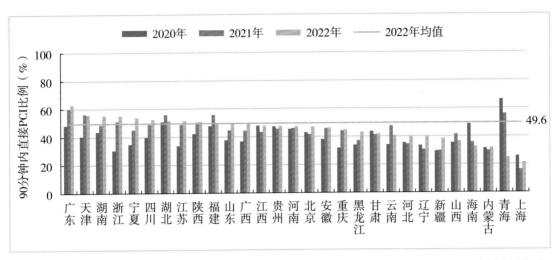

图3-1-5 2020—2022年各省（自治区、直辖市）急性STEMI患者发病12小时内到院90分钟内进行直接PCI的比例

注：按照2022年急性STEMI患者发病12小时内到院90分钟内进行直接PCI的比例从大到小排序。吉林、西藏未纳入。

2020—2022年，7个省（自治区、直辖市）发病24小时内到院30分钟内给予静脉溶栓治疗的比例呈逐年上升趋势，6个省（自治区、直辖市）呈逐年下降趋势。2022年，各省（自治区、直辖市）发病24小时内到院30分钟内给予静脉溶栓治疗的比例最高值为62.4%，最低值仅为5.9%，相差9.6倍（图3-1-6）。

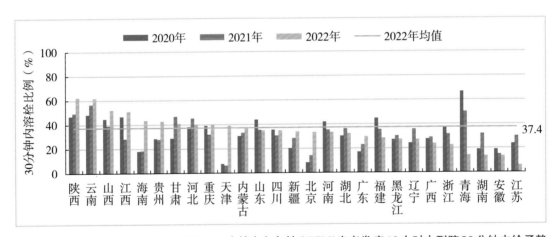

图3-1-6 2020—2022年各省（自治区、直辖市）急性STEMI患者发病12小时内到院30分钟内给予静脉溶栓治疗的比例

注：按照2022年急性STEMI患者发病12小时内到院30分钟内给予静脉溶栓治疗比例从大到小排序。上海、宁夏、吉林、西藏未纳入。

通过开展医疗质量改进行动，2022年急性STEMI患者再灌注治疗率较2020年提升明显，但未达到医疗质量改进行动既定目标，即发病12小时内到院的STEMI患者再灌注治疗率达到83%。另外，在再灌注治疗及时性方面较前提升明显。2022年发病12小时内到院90分钟内进行直接PCI的比例为49.6%，发病12小时内到院30分钟内溶栓治疗的比例为37.4%，与2020年及2021年相比有显著提升，但仍低于国际水平。

（五）工作展望

急性STEMI医疗质量改进行动在继续完善院前STEMI患者转运机制及流程，优化医院内接诊及救治诊疗流程，加强公众宣传基础上，将进一步开展以下工作。

一是深入展开专题调研。围绕急性STEMI再灌注治疗影响因素专题，基于质控数据情况，面向再灌注率低于80%的省份和医疗机构，通过问卷调查、现场座谈、实地考察、病历抽查等方式，深入实地了解急性STEMI再灌注治疗现状、治疗延误的主要环节，并针对性提出整改意见。

二是开展能力提升培训。开展急性STEMI规范化诊疗与质量改进系列培训，尤其面向基层医疗机构，对部分医疗机构采用带教、进修、讲座等方式开展对口帮扶。同时指导省级质控中心开展省域内培训，定期上报培训方式、次数及覆盖范围。

三是完善质控反馈体系。推动各省级质控中心建立冠心病亚专业工作组，完善冠心病质控工作网络，促进冠心病质控工作向基层延伸。建立质控数据报告平台，向各级质控中心和医疗机构开放，建立质量评价标准，评价遴选质量改进成效突出省份，上报国家卫生健康委，并在网站公开。

主　　审：韩雅玲　陈纪言　杨伟宪
执笔人：刘　帅　王虹剑

二、结构性心脏病介入：降低室间隔缺损封堵术后传导阻滞发生率

（一）背景

室间隔缺损（VSD）是我国最常见的先天性心脏畸形，既往研究表明，室间隔缺损的发生率在成活新生儿中为0.3%，在先天性心脏病中为25%～30%。传导阻滞是室间隔缺损封堵术后并发症之一，其发生率高、危害性大、发生原因复杂，室间隔缺损封堵术后1周内出现传导异常的患者占比为18.4%，出现严重传导阻滞的患者占比为3.3%，严重影响手术效果和患者预后。目前缺乏较全面的评估数据，因此开展降低室间隔缺损封堵术后传导阻滞发生率的专项改善行动是十分必要的，对改善患者生活质量具有重要意义。

（二）2022年改进目标

室间隔缺损封堵术后传导阻滞发生率差异大，我国的文献报道显示发生率在1%～10%。国家结构性心脏病介入技术医疗质量控制中心按照国家卫生健康委员会医政司的要求，结合本专业自身的特点，于2022年初制定了《室间隔缺损传导阻滞改进行动方案》，将"降低室间隔缺损封堵术后传导阻滞发生率"作为改进目标，就室间隔缺损封堵治疗中存在的传导阻滞问题提出了具体的工作目标和五年工作计划。其中，2022年的工作目标为：全面了解我国室间隔缺损封堵术后传导阻滞发生率，获得基线值。

（三）行动进展

国家结构性心脏病介入技术质量控制中心在国家卫生健康委员会医政司的指导下开展医疗质量改进行动，具体如下。

1. 完善医疗质控指标体系，将室间隔缺损封堵术后传导阻滞发生率纳入重点监测指标。

2. 制定《室间隔缺损传导阻滞改进行动方案》，经过专家委员会讨论后，就室间隔缺损封堵治疗中存在的传导阻滞发生率较高的问题提出具体的工作目标和工作计划。

3. 2022年4月召开全国省级质控中心工作会议，解读《室间隔缺损传导阻滞改进行动方案》，部署全年质控工作，明确将室间隔缺损封堵术后传导阻滞发生情况数据上报列为工作的重点考核内容。

4. 督促数据上报。将各省在国家心血管质控信息平台上报的数据定期反馈给省级质控中心，反馈内容包括数据上报量、填报完整度等信息，推动医疗机构及时补充更新数据。

5. 初步了解数据情况。2022年5～7月，分析国家心血管病质控信息平台上室间隔缺损封堵术后的数据情况。数据显示，信息填报完整度呈逐年上升趋势。在2013年至2019年间，室间隔缺损封堵手术量也呈逐年增加趋势，平均每年上报5314例，2020年和2021年手术量略有下降。

6. 筛选医疗机构。为确保调查数据的完整性和代表性，筛选出56家医疗机构作为数据补充填报的重点质控对象。要求上述医疗机构将室间隔缺损封堵术患者术前超声及心电图、手术记录、术后超声及心电图的扫描件提供给质控中心，最终共完成了4097例病例信息的补充填报。

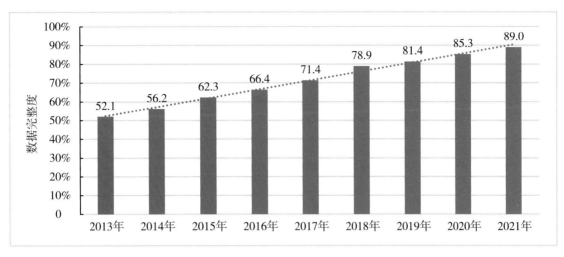

图 3-2-1　2013-2021 年室间隔缺损封堵术数据填报完整率

（四）改进结果

数据显示，2022 年室间隔缺损封堵术后传导阻滞总体发生率为 8.4%。在各类传导阻滞中，发生率最高的是右束支传导阻滞（3.1%），对患者危害最大的三度房室传导阻滞发生率为 0.7%。

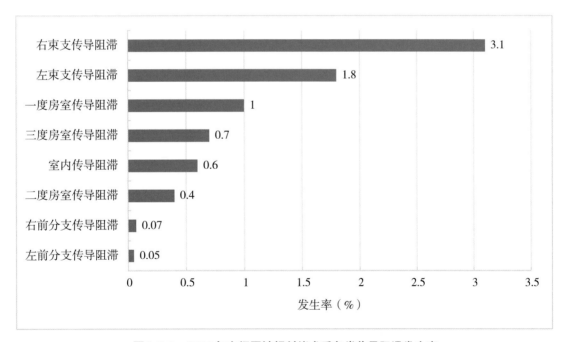

图 3-2-2　2022 年室间隔缺损封堵术后各类传导阻滞发生率

各省（自治区、直辖市）室间隔缺损封堵术后各类传导阻滞发生率见表 3-2-1 所示。在各类传导阻滞中，右束支传导阻滞在所有省（自治区、直辖市）中均是最高发的类型，三度房室传导阻滞发生率最高为 1.8%，最低为 0.2%，相差 8.0 倍。

表3-2-1　各省（自治区、直辖市）室间隔缺损封堵术后各类传导阻滞发生率　　　单位：%

地区	传导阻滞	右束支	左束支	右前分支	左前分支	三度	二度	一度	室内传导阻滞
云南	11.6	4.2	2.5	0.3	0.09	1.2	0.9	1.1	0.9
北京	10.9	3.4	1.9	0.09	0.08	1.1	0.5	1.2	0.7
广东	10.5	3.9	2.1	0.1	0.1	1.0	0.8	1.8	1.2
上海	10.2	3.6	2.2	0.09	0.09	1.4	0.6	1.5	0.3
四川	9.9	3.9	1.4	0.06	0.04	0.9	0.3	0.5	0.5
湖北	9.5	2.8	2.2	0.08	0.09	0.8	0.8	0.8	0.7
吉林	9.2	3.3	2.1	0.07	0.08	1.1	0.7	1.4	0.5
山东	9.1	3.5	2.0	0.1	0.02	0.8	0.7	0.9	0.5
江西	8.9	2.9	1.9	0.09	0.08	1.1	0.9	1.3	0.8
湖南	8.8	3.1	2.0	0.04	0.07	0.8	0.7	1.0	0.8
河南	8.6	3.0	1.8	0.1	0.08	0.8	0.8	1.4	0.8
贵州	8.5	2.9	2.0	0.08	0.07	1.3	0.7	0.7	0.8
浙江	8.2	2.8	1.6	0.08	0.09	0.8	0.6	1.1	0.4
广西	8.1	2.5	2.2	0.1	0.08	1.8	0.6	1.2	0.5
青海	7.6	2.8	1.7	0.1	0.09	0.5	0.8	0.9	0.6
甘肃	7.6	3.4	2.0	0.1	0.07	0.9	0.4	0.8	0.9
江苏	7.2	3.5	1.7	0.09	0.05	1.1	0.7	0.5	0.4
陕西	6.6	2.6	1.6	0.1	0.1	1.5	1.1	0.8	0.4
重庆	6.4	2.6	1.4	0.1	0.04	0.7	0.5	0.7	0.3
河北	6.2	2.5	1.3	0.05	0.03	0.5	0.2	0.5	0.2
福建	6.1	2.1	1.2	0.04	0.03	0.5	0.3	0.2	0.4
新疆	5.5	1.3	0.9	0.03	0.02	0.2	0.2	0.4	0.3
天津	5.1	2.3	0.5	0.06	0.05	1.1	0.2	1.3	0.4
山西	5.1	2.5	1.3	0.07	0.02	0.4	0.2	0.5	0.2
安徽	4.9	1.9	1.1	0.03	0.01	0.6	0.1	0.8	0.5
黑龙江	4.8	1.7	0.9	0.04	0.03	0.3	0.3	0.6	0.4
海南	4.8	1.3	0.8	0.02	0.05	0.3	0.6	0.4	0.3
内蒙古	4.7	1.8	0.7	0.02	0.06	0.2	0.4	0.3	0.6
辽宁	4.7	1.4	1.1	0.06	0.05	0.5	0.3	0.4	0.1
宁夏	4.6	1.5	1.2	0.07	0.05	0.8	0.2	0.6	0.4

注：一度，一度房室传导阻滞；二度，二度房室传导阻滞；三度，三度房室传导阻滞。按室间隔缺损封堵术后传导阻滞发生率从高到低排序。西藏未纳入。

主　审：潘湘斌　于　波　曾　智　谢涌泉

执笔人：温乃杰

三、心律失常介入：降低导管消融术住院死亡率

（一）背景

为进一步认真贯彻落实国家卫生健康委员会《医疗质量控制中心管理规定》《2022年国家医疗质量安全改进目标》等文件要求，2022年国家心律失常介入质控中心（以下简称"质控中心"）围绕"提高心律失常介入技术服务水平与能力"的核心目标开展系列质量改进行动。

住院死亡是心律失常介入治疗严重并发症的最严重后果。导管消融术因体量更大、操作难度更高，其住院死亡率也相对较高。因此，质控中心沿用"降低导管消融术住院死亡率"作为重点质量改进目标，开展调研活动对并发症及转归指标进行分析。

（二）2022年改进目标

1. 总体目标

降低导管消融术住院死亡率。

2. 目标分解

根据既往质控数据，质控中心提出重点监测心房颤动和阵发性室上性心动过速介入住院死亡率，并将阶段改进目标设定为：到2022年底分别降低至0.08%和0.06%以下；到2023年底分别降低至0.08%和0.05%以下。

（三）改进措施

2022年，质控中心从国家质控中心、省级质控中心和各级医疗机构层面三个层面开展工作。整个年度的时间规划包括前期规划部署（1～3月）、中期组织管理（4～10月）和后期验收总结（11～12月）。

1. 前期规划部署

根据《2022年国家医疗质量安全改进目标》的相关工作要求，中心组织专家委员会讨论和制定了2022年"降低导管消融术住院死亡率"质量改进行动和策略。具体包括：

（1）国家质控中心层面：①持续推进心律失常介入技术质控指标的解读和培训，在全国和各省级学术会议上召开质控专家委员会专题论坛；②指导省级质控中心开展介入质控工作，对数据填报监督工作和抽样调查工作提供指导性建议；③按季度动态监测各地区心律失常介入技术的医疗质量，推进心律失常介入质量的改进；④优化数据填报系统，对于"未上报""报不全"等问题查清原因，解决存在的问题，并反馈至各省级质控中心，敦促机构进行数据上报。

（2）省级质控中心层面：①贯彻落实国家质控中心交办的质控任务，开展省级心律失常介入技术质控指标的解读和培训活动；②监督省内心律失常介入机构数据上报情况，鼓励各机构及时上报心律失常介入的相关并发症以及死亡病例。

（3）医疗机构层面：①明确心律失常介入质控的重要任务，通过网络直报系统及时上报介入数据；②积极参与各级质控中心组织开展的学术交流活动，认真学习国家质控中心参与发布的指南共识和标准规范；③提高心律失常介入治疗的服务能力，尽量减少相关并发症。对于严重致命并发症和死亡病例分析原因、总结经验，提出改进措施，对重大的疏漏采取适当的责罚措施。

2. 中期组织管理

2022年5月质控中心集中组织医生以及填报者、医疗机构、省级质控中心的相关人员对新系统使用后的情况进行调研分析，将直报系统中的零报告账户进行了梳理工作。2022年6月，就国家心律失常介

入质控及改进措施按7大区域分别进行汇报和讨论，各地区均派代表专家分享了各区域心律失常介入质控现状。

3. 后期验收总结

2022年10月起，质控中心开始对全年质控数据进行梳理分析，对于存在疑问的部分向各省级质控中心办公室进行反馈，初步形成质控报告。

（四）行动进展

2022年，质控中心围绕各项改进行动和策略按照计划的时间节点顺利完成了：召开各级质控会议、完成数据采集和分析、呈现并反馈最新结果等各项工作，并重点从强化内部机制、提高数据质量、全面分析反馈三个层面切实提高本中心的质控能力和效果。

1. 召开全国质量改进行动启动会，部署年度工作

2022年3月，国家心律失常介入质控中心在学会年会上召开心律失常介入工作会，向各省级质控中心质控工作人员和行业内人士详细讲解了《国家心血管病医疗质量改进行动方案（2021—2023）》中"降低导管消融术住院死亡率质量改进行动方案"的相关内容，从总体目标、具体措施、时间安排、工作保障及工作要求等内容进行了明确要求。会后，行动方案由国家心血管病中心印发给各省心血管病质控中心。

2. 开展多种形式的质量改进培训指导工作

为加强省级质控中心及各级医疗机构对质量改进行动年度规划和部署的认识，自2022年3月质控中心先后在心律失常学会全国年会，广州、浙江、江苏、湖北、上海、四川等多个省市级心血管年会等学术会议和各省市级质控会议上持续推进新版心律失常介入质控指标的解读和培训。组织多级医疗机构、多种形式话题、多个维度层次的培训会议，解读研讨质控指标和改进行动规划和策略，分享介入诊疗经验，解决介入诊疗难题。

国家质控中心向各省级质控中心指派质控委员会的专家进行工作指导：包括推进省级质控中心开展辖区内质控培训会议、敦促质控数据的填报、促进省级质控数据动态分析反馈机制的建立、参与死亡病例讨论等，促进质控工作的实施。

省级质控中心围绕心律失常介入质控指标开展工作，在手术适应证掌控、并发症预防和质控、远程技术支持和指导等多个层面实现对各级医疗单位的统一管理。各级医疗单位从介入手术的每一个环节入手，层层把握助力质控总体目标的实现。

3. 制定相关技术的规范与指南

为更好指导临床工作，组织质控委员会专家积极参与相关学会的相关技术的规范与指南制定。制作心律失常介入技术相关的培训手册、指南解读等资料进行宣传。质控中心依托工作委员会和学会牵头制订了《室上性心动过速诊断及治疗中国专家共识》（出版日期：2022年6月）、《室性心律失常中国专家共识基层版》（出版日期：2022年4月）、《无导线起搏器临床应用中国专家共识（2022）》（出版日期：2022年6月）等指导性文件，基本覆盖心律失常介入的临床需要。

4. 持续开展质控数据监测和分析

自2022年7月开始逐级收集并整理质控数据，与上一年度质控结果和本年度预期目标进行实时对比，总结2022年心律失常介入1～6月质量改进情况数据。2022年11月，在线召开国家心律失常介入质控质量推进会暨指控指标改进会并举行心律失常介入专业质控死亡病例讨论。通过组织死亡病例的分级讨论，真正达到心律失常介入医疗质量改进的质控目的。

5. 反馈质量改进情况，提出改进措施建议

对2021年质量改进情况数据进行分析，并且收集2022年1～6月数据与2021年的数据进行对比。以上数据均反馈给各省级质控中心，有利于帮助各级卫生行政部门和各级各类医疗机构全面了解心律

失常介入治疗医疗质量安全工作形势，提高科学化、精细化管理水平提供数据和证据支持。同时，也请各省及各医院结合自身实际情况，制定下一步工作计划，开展医疗质量改进行动。

（五）改进结果

2022年598家医院（三级医院447家、二级医院151家）上报实施房颤导管消融介入治疗43 535例，其中三级医院42 332例，二级医院1203例，住院期间严重并发症发生率0.315%，其中住院死亡率0.023%（表3-3-1）。上述医院上报实施阵发性室上性心动过速导管消融介入治疗32 354例，其中三级医院30 949例，二级医院1405例，住院期间严重并发症发生率0.192%，其中住院死亡率0.006%（表3-3-2）。未来依然要继续探索如何通过开展质量改进行动方案达到完善严重并发症和死亡病例的上报，通过死亡病例讨论和交流的方式实现开展质量改进行动的目的，即提高医疗质量，造福更多患者。

表3-3-1 房颤导管消融介入治疗严重并发症 单位：例（%）

严重并发症	二级医院（$n=1203$）	三级医院（$n=42\,332$）	总体（$n=43\,535$）
住院期间脑卒中	0	26（0.061）	26（0.069）
心脏压塞	6（0.499）	95（0.224）	101（0.232）
住院期间死亡	0	10（0.024）	10（0.023）
合计	6（0.499）	131（0.309）	137（0.315）

表3-3-2 2022年PSVT导管消融严重并发症 单位：例（%）

严重并发症	二级医院（$n=1405$）	三级医院（$n=30\,949$）	总体（$n=32\,354$）
二度二型、高度或三度AVB	1（0.071）	26（0.084）	27（0.083）
心脏压塞	6（0.427）	27（0.087）	33（0.102）
住院期间死亡	0	2（0.006）	2（0.006）
合计	7（0.498）	55（0.178）	62（0.192）

主　审：张　澍　吴立群　王景峰

执笔人：宁小晖　李晓瑶　林　娜

附录A 国家心血管系统疾病相关医疗质量控制中心专家组名单

第二届国家心血管病相关医疗质量控制中心专家委员会

国家心血管系统疾病医疗质量控制中心专家委员会

主 任 委 员：郑　哲

副主任委员：韩雅玲　董念国

委　　　员：（按姓氏笔画排序）

于　波　马长生　王春生　王锡明　孔祥清　丛洪良　孙英贤　严　激

李　伟　李　浪　杨伟宪　吴　强　陈　茂　陈义汉　陈寄梅　周成斌

姚　焰　袁祖贻　郭　伟　葛均波　董建增　舒　畅

秘　　　书：郭清芳

国家心律失常介入技术医疗质量控制中心专家委员会

主 任 委 员：张　澍

副主任委员：王景峰　吴立群

委　　　员：（按姓氏笔画排序）

王祖禄　刘兴斌　刘启明　汤宝鹏　许　静　苏　晞　李述峰　李学斌

李树岩　邹　彤　陈　林　陈明龙　陈柯萍　陈样新　范　洁　项美香

钟敬泉　徐　伟　唐　闽　黄　鹤　宿燕岗　薛小临

秘　　　书：林　娜　宁小晖

国家结构性心脏病介入技术医疗质量控制中心专家委员会

主 任 委 员：潘湘斌

副主任委员：张戈军　王琦光

委　　　员：（按姓氏笔画排序）

于　波　王　焱　王建安　伍伟锋　刘廷亮　安　琪　苏　晞　李伟栋

李红昕　杨　剑　杨毅宁　张俊杰　张海波　张智伟　陈　茂　陈　澍

范太兵　周达新　赵天力　莫绪明　曹　华　谢涌泉

秘　　　书：谢涌泉

国家心脏移植技术医疗质量控制中心专家委员会

主 任 委 员：胡盛寿

副主任委员：郑 哲 董念国

委　　　员：(按姓氏笔画排序)

马 量 王志维 王辉山 孔祥荣 刘 盛 刘天起 刘金平 安 琪

杨 斌 陈 鑫 陈良万 陶 凉 黄 洁 黄劲松 董爱强 韩 林

韩 杰 魏 翔

秘　　　书：陈斯鹏

第二届国家心血管系统疾病医疗质量控制中心亚专业工作组

冠心病工作组

组　　　长：韩雅玲

副 组 长：杨伟宪

委　　　员：(按姓氏笔画排序)

卜 军 于 波 马 翔 马礼坤 马依彤 王虹剑 丛洪良 刘 喜

齐晓勇 李 保 李 凌 李 悦 杨丽霞 吴 强 吴延庆 何 奔

何鹏程 张 奇 张 钲 张抒扬 陈 茂 陈 礴 陈玉国 陈纪言

陈良龙 陈绍良 林英忠 周玉杰 郑 杨 贾绍斌 徐 凯 陶 凌

黄 岚 葛均波 傅国胜 曾和松 窦克非 潘宏伟

秘　　　书：刘 帅

心力衰竭工作组

组　　　长：张 健

副 组 长：陈义汉 董建增

委　　　员：(按姓氏笔画排序)

卜 军 马根山 马晓昌 王 江 毛静远 方理刚 孔 洪

艾力曼·马合木提　　　白 玲 邬真力 刘 斌 许顶立

李殿富 佟 倩 余 静 邹云增 张 瑶 张宇辉 罗素新

季晓平 周胜华 郑昭芬 赵 燕 夏云龙 高传玉 郭延松

郭晓纲 唐其柱 黄 凯 黄 峻 梁延春 韩学斌 程 翔

黎励文

秘　　　书：翟 玫

心房颤动工作组

组　　　长：马长生

副 组 长：姚 焰

委　　　员：(按姓氏笔画排序)

丁立刚 马 凌 王如兴 牛国栋 龙德勇 付 华 刘 刚 刘 旭

刘少稳　刘启明　李述峰　杨　龙　何建桂　张劲林　陈明龙　郑强苏
钟敬泉　夏云龙　殷跃辉　郭　军　陶海龙　常　栋　蒋晨阳　韩学斌
储慧民　蔡　衡　薛玉梅

秘　　　书：郑黎晖　胡志成

高血压工作组

组　　　长：孙英贤

副　组　长：蔡军

委　　　员：（按姓氏笔画排序）

卜培莉　尹新华　卢新政　田　刚　冯颖青　边　波　任　洁　刘　刚
刘　全　刘　敏　孙　刚　李　萍　李玉明　吴寿岭　汪道文　张　英
张巨艳　陈有仁　陈改玲　陈晓平　周晓阳　赵秋萍　赵德超　郭子宏
郭彩霞　陶　军　崔兆强　蒋卫红　曾春雨　谢　翔　谢良地

秘　　　书：马文君

心脏外科工作组

组　　　长：郑　哲

副　组　长：董念国

委　　　员：（按姓氏笔画排序）

马　量　王小啟　王正军　王春生　王辉山　尤　涛　凤　玮　向道康
刘旭东　刘志平　刘志刚　刘金成　杨一峰　肖颖彬　吴永兵　沈振亚
张总刚　陈子英　陈良万　陈寄梅　郑宝石　柳克祥　柳德斌　奚吉成
郭应强　葛建军　程兆云　谢宝栋　路　霖

秘　　　书：饶辰飞　顾大川

血管外科工作组

组　　　长：舒　畅

副　组　长：郭　伟

委　　　员：（按姓氏笔画排序）

王　伟　戈小虎　方　坤　左　健　毕　伟　李　震　李拥军　李晓强
李毅清　肖占祥　吴学君　吴巍巍　辛世杰　张小明　张鸿坤　陆清声
陈　忠　周为民　郑月宏　赵纪春　郝　斌　胡何节　姜维良　郭平凡
郭媛媛　常光其　符伟国　覃　晓　戴向晨

秘　　　书：罗明尧　范博文

体外循环与体外生命支持工作组

组　　　长：周成斌

副　组　长：黑飞龙　吉冰洋

委　　　员：（按姓氏笔画排序）

王　伟　王　钊　王京玉　王试福　叶建熙　叶家欣　田仁斌　刘　宇

刘　凯　刘　燕　刘建华　刘晋萍　许崇恩　杜　磊　李　平　李　军
李　欣　杨雷一　肖　娟　肖立琼　汪　源　宋　怡　武　婷　林　茹
金振晓　荣　健　施丽萍　姜福清　郭　震　啜俊波　梁永年　蒋　璇
程光存　熊瑶瑶

秘　　　书：赵明霞

心血管影像工作组

组　　　长：吕　滨
副 组 长：王锡明
委　　　员：（按姓氏笔画排序）

马明平　王荣品　方　纬　吕发金　吕维富　朱　力　朱振辉　刘　军
刘文亚　刘再毅　刘挨师　杨　健　吴飞云　余日胜　宋　彬　张　同
张惠茅　陆敏杰　陈　峰　范丽娟　郑传胜　郝　菲　侯　阳　耿左军
高律萍　龚良庚　葛英辉　曾自三　曾蒙苏　雷军强

秘　　　书：侯志辉　任心爽

第二届国家心律失常介入医疗质量控制中心亚专业工作组

器械植入工作组

组　　　长：汤宝鹏
副 组 长：牛红霞
委　　　员：（按姓氏笔画排序）

任　明　苏　蓝　李若谷　陈学颖　周贤惠　周淑娴　郑良荣　俞　杉
顾　翔　徐原宁　董颖雪　韩学斌　谢瑞芹　蓝荣芳

秘　　　书：邢　强

导管消融工作组

组　　　长：陈明龙
副 组 长：牛国栋
委　　　员：（按姓氏笔画排序）

王海雄　白　明　刘兴鹏　李耀东　何建桂　张志国　陆　齐　林亚洲
易　甫　凌天佑　梁　明　韩　斌　谢双伦　樊友启

秘　　　书：王子盾

附录B 心血管系统疾病相关专业医疗质量控制指标（2021年版）

国家卫生健康委员会办公厅

国卫办医函〔2021〕70号

国家卫生健康委办公厅关于印发
心血管系统疾病相关专业医疗质量控制
指标(2021年版)的通知

各省、自治区、直辖市及新疆生产建设兵团卫生健康委：

为进一步加强医疗质量管理，规范临床诊疗行为，促进医疗服务的标准化、同质化，我委组织制定了心血管系统疾病相关专业医疗质量控制指标。现印发给你们，供各级卫生健康行政部门、相关专业质控中心和医疗机构在医疗质量管理与控制工作中使用。各级各类医疗机构要充分利用相关质控指标开展质量管理工作，不断提升医疗质量管理的科学化和精细化水平。各省级卫生健康行政部门和相关专业质控中心要加强对辖区内医疗机构的培训和指导，采用信息化手段加强指标信息收集、分析和反馈，指导医疗机构持续改进医疗质量。

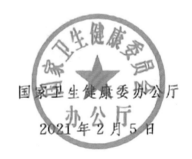

国家卫生健康委办公厅
2021年2月5日

（信息公开形式：主动公开）

一、急性ST段抬高型心肌梗死

指标一、急性ST段抬高型心肌梗死（STEMI）患者到院10分钟内完成12导联（及以上）心电图检查率（CVD-STEMI-01）

定义：单位时间内，到院10分钟内完成12导联（及以上）心电图检查的急性STEMI患者数，占同期急性STEMI患者总数的比例。

计算公式：

$$\text{急性 STEMI 患者到院 10 分钟内完成 12 导联（及以上）心电图检查率} = \frac{\text{到院 10 分钟内完成 12 导联（及以上）心电图检查的急性 STEMI 患者数}}{\text{同期急性 STEMI 患者总数}} \times 100\%$$

意义：评价医院对急性STEMI患者检查评估的及时性、规范性。

说明：到院指到达急诊或门诊（下同）。

指标二、急性STEMI患者到院1小时内阿司匹林治疗率（CVD-STEMI-02）

定义：单位时间内，到院1小时内给予阿司匹林治疗的急性STEMI患者数，占同期急性STEMI患者总数的比例。

计算公式：

$$\text{急性 STEMI 患者到院 1 小时内阿司匹林治疗率} = \frac{\text{到院 1 小时内给予阿司匹林治疗的急性 STEMI 患者数}}{\text{同期急性 STEMI 患者总数}} \times 100\%$$

意义：评价STEMI急性期规范化诊疗情况。

指标三、急性STEMI患者到院1小时内P2Y12受体拮抗剂治疗率（CVD-STEMI-03）

定义：单位时间内，到院1小时内给予P2Y12受体拮抗剂治疗的急性STEMI患者数，占同期急性STEMI患者总数的比例。

计算公式：

$$\text{急性 STEMI 患者到院 1 小时内 P2Y12 受体拮抗剂治疗率} = \frac{\text{到院 1 小时内给予 P2Y12 受体拮抗剂治疗的急性 STEMI 患者数}}{\text{同期急性 STEMI 患者总数}} \times 100\%$$

意义：评价STEMI急性期规范化诊疗情况。

指标四、发病24小时内急性STEMI患者再灌注治疗率（CVD-STEMI-04）

定义：单位时间内，发病24小时内接受再灌注治疗的急性STEMI患者数，占同期发病24小时内急性STEMI患者总数的比例。

计算公式：

$$发病24小时内急性STEMI患者再灌注治疗率 = \frac{发病24小时内急性STEMI患者中接受再灌注治疗的患者数}{同期发病24小时内急性STEMI患者总数} \times 100\%$$

意义：评价医院对急性STEMI患者救治的规范性。

说明：再灌注治疗方式包括：经皮冠状动脉介入治疗（PCI）或静脉溶栓。

指标五、发病24小时内急性STEMI患者到院90分钟内进行直接经皮冠状动脉介入治疗（PCI）的比例（CVD-STEMI-05）

定义：单位时间内，发病24小时内急性STEMI患者中，从到院至进行直接PCI治疗导丝通过靶血管（Door to Device，DTD）的时间小于等于90分钟的患者数，占同期发病24小时内急性STEMI患者总数的比例。

计算公式：

$$发病24小时内急性STEMI患者到院90分钟内进行直接PCI的比例 = \frac{发病24小时内急性STEMI患者中DTD的时间小于等于90分钟的患者数}{同期发病24小时内急性STEMI患者总数} \times 100\%$$

意义：评价医院对急性STEMI患者救治的及时性。

指标六、发病24小时内急性STEMI患者到院30分钟内给予静脉溶栓治疗的比例（CVD-STEMI-06）

定义：单位时间内，发病24小时内急性STEMI患者中，从到院至给予静脉溶栓药物（Door to Needle，DTN）时间小于等于30分钟的患者数，占同期发病24小时内接受静脉溶栓治疗的急性STEMI患者总数的比例。

计算公式：

$$发病24小时内急性STEMI患者到院30分钟内给予静脉溶栓治疗的比例 = \frac{发病24小时内急性STEMI患者中DTN时间小于等于30分钟的患者数}{同期发病24小时内接受静脉溶栓治疗的急性STEMI患者总数} \times 100\%$$

意义：评价医院对急性STEMI患者救治的及时性。

指标七、急性STEMI患者到院24小时内β受体阻滞剂治疗率（CVD-STEMI-07）

定义：单位时间内，到院24小时内给予β受体阻滞剂治疗的急性STEMI患者数，占同期急性STEMI患者总数的比例。

计算公式：

$$急性STEMI患者到院24小时内β受体阻滞剂治疗率 = \frac{到院24小时内给予β受体阻滞剂治疗的急性STEMI患者数}{同期急性STEMI患者总数} \times 100\%$$

意义：评价STEMI急性期规范化诊疗情况。

指标八、急性STEMI患者住院期间应用超声心动图（UCG）评价左心室射血分数（LVEF）的比例（CVD-STEMI-08）

定义：单位时间内，住院期间通过UCG评价LVEF的急性STEMI患者数，占同期急性STEMI患者总数的比例。

计算公式：

$$\text{急性 STEMI 患者住院期间应用 UCG 评价 LVEF 的比例} = \frac{\text{住院期间通过 UCG 评价 LVEF 的急性 STEMI 患者数}}{\text{同期急性 STEMI 患者总数}} \times 100\%$$

意义：评价STEMI急性期规范化诊疗与评估情况。

指标九、急性STEMI患者出院阿司匹林使用率（CVD-STEMI-09）

定义：单位时间内，出院使用阿司匹林的急性STEMI患者数，占同期急性STEMI患者总数的比例。

计算公式：

$$\text{急性 STEMI 患者出院阿司匹林使用率} = \frac{\text{出院使用阿司匹林的急性 STEMI 患者数}}{\text{同期急性 STEMI 患者总数}} \times 100\%$$

意义：评价STEMI二级预防情况。

指标十、急性STEMI患者出院P2Y12受体拮抗剂使用率（CVD-STEMI-10）

定义：单位时间内，出院使用P2Y12受体拮抗剂的急性STEMI患者数，占同期急性STEMI患者总数的比例。

计算公式：

$$\text{急性 STEMI 患者出院 P2Y12 受体拮抗剂使用率} = \frac{\text{出院使用 P2Y12 受体拮抗剂的急性 STEMI 患者数}}{\text{同期急性 STEMI 患者总数}} \times 100\%$$

意义：评价STEMI二级预防情况。

指标十一、急性STEMI患者出院β受体阻滞剂使用率（CVD-STEMI-11）

定义：单位时间内，出院使用β受体阻滞剂的急性STEMI患者数，占同期急性STEMI患者总数的比例。

计算公式：

$$\text{急性 STEMI 患者出院 β 受体阻滞剂使用率} = \frac{\text{出院使用 β 受体阻滞剂的急性 STEMI 患者数}}{\text{同期急性 STEMI 患者总数}} \times 100\%$$

意义：评价STEMI二级预防情况。

指标十二、急性STEMI患者出院血管紧张素转换酶抑制剂（ACEI）或血管紧张素Ⅱ受体拮抗剂

（ARB）使用率（CVD-STEMI-12）

定义：单位时间内，出院使用ACEI或ARB的急性STEMI患者数，占同期急性STEMI患者总数的比例。

计算公式：

$$急性\ STEMI\ 患者出院\ ACEI/ARB\ 使用率 = \frac{出院使用\ ACEI/ARB\ 的急性\ STEMI\ 患者数}{同期急性\ STEMI\ 患者总数} \times 100\%$$

意义：评价STEMI二级预防情况。

指标十三、急性STEMI患者出院他汀类药物使用率（CVD-STEMI-13）

定义：单位时间内，出院使用他汀类药物的急性STEMI患者数，占同期急性STEMI患者总数的比例。

计算公式：

$$急性\ STEMI\ 患者出院\ 他汀类药物使用率 = \frac{出院使用他汀类药物的急性\ STEMI\ 患者数}{同期急性\ STEMI\ 患者总数} \times 100\%$$

意义：评价STEMI二级预防情况。

指标十四、急性STEMI患者住院死亡率（CVD-STEMI-14）

定义：单位时间内，住院期间死亡的急性STEMI患者数，占同期急性STEMI患者总数的比例。

计算公式：

$$急性\ STEMI\ 患者住院死亡率 = \frac{住院期间死亡的急性\ STEMI\ 患者数}{同期急性\ STEMI\ 患者总数} \times 100\%$$

意义：评价医院STEMI诊疗的整体水平。

指标十五、急性STEMI患者出院后30天内非计划再入院率（CVD-STEMI-15）

定义：单位时间内，出院后30天内，原先无计划再入院，而因任何原因再次入院的急性STEMI患者数，占同期出院的急性STEMI患者总数的比例。

计算公式：

$$急性\ STEMI\ 患者出院后\ 30\ 天内非计划再入院率 = \frac{出院后\ 30\ 天内原先无计划再入院而因任何原因再次入院的急性\ STEMI\ 患者数}{同期出院的急性\ STEMI\ 患者总数} \times 100\%$$

意义：评价医院STEMI诊疗的整体水平。

说明：再次入院的医疗机构不限。

指标十六、急性STEMI患者30天死亡率（CVD-STEMI-16）

定义：单位时间内，确诊急性STEMI后30天死亡的急性STEMI患者数，占同期急性STEMI患者总数的比例。

计算公式：

$$急性 STEMI 患者 30 天死亡率 = \frac{确诊急性 STEMI 后 30 天内死亡的急性 STEMI 患者数}{同期急性 STEMI 患者总数} \times 100\%$$

意义：评价医院STEMI诊疗的整体水平。

二、心房颤动

指标一、非瓣膜性心房颤动（房颤）患者血栓栓塞风险评估率（CVD-AF-01）

定义：单位时间内，行血栓栓塞风险评估的非瓣膜性房颤患者数，占同期非瓣膜性房颤患者总数的比例。

计算公式：

$$非瓣膜性房颤患者血栓栓塞风险评估率 = \frac{行血栓栓塞风险评估的非瓣膜性房颤患者数}{同期非瓣膜性房颤患者总数} \times 100\%$$

意义：评价非瓣膜性房颤患者评估的规范性。

说明：血栓栓塞风险评估采用CHA_2DS_2-VASc评分。

指标二、非瓣膜性房颤患者出院抗凝药物使用率（CVD-AF-02）

定义：单位时间内，出院使用抗凝药物的非瓣膜性房颤患者数，占同期非瓣膜性房颤患者总数的比例。

计算公式：

$$非瓣膜性房颤患者出院抗凝药物使用率 = \frac{出院使用抗凝药物的非瓣膜性房颤患者数}{同期非瓣膜性房颤患者总数} \times 100\%$$

意义：评价非瓣膜性房颤治疗的规范性。

说明：本指标中的非瓣膜性房颤患者指：CHA_2DS_2-VASc评分男性≥2分、女性≥3分的非瓣膜性房颤患者。

指标三、瓣膜性房颤患者出院华法林使用率（CVD-AF-03）

定义：单位时间内，出院使用华法林的瓣膜性房颤患者数，占同期瓣膜性房颤患者总数的比例。

计算公式：

$$瓣膜性房颤患者出院华法林使用率 = \frac{出院使用华法林的瓣膜性房颤患者数}{同期瓣膜性房颤患者总数} \times 100\%$$

意义：评价对瓣膜性房颤患者治疗的规范性。

指标四、房颤患者出血风险评估率（CVD-AF-04）

定义：单位时间内，行出血风险评估的房颤患者数，占同期房颤患者总数的比例。

计算公式：

$$房颤患者出血风险评估率=\frac{行出血风险评估的房颤患者数}{同期房颤患者总数}\times100\%$$

说明：出血风险评估推荐采用HAS-BLED评分、ORBIT评分或ABC评分等。

意义：评价房颤患者评估的规范性。

指标五、房颤患者左心耳封堵术并发症发生率（CVD-AF-05）

定义：单位时间内，左心耳封堵术中及术后发生并发症的房颤患者数，占同期行左心耳封堵的房颤患者总数的比例。

计算公式：

$$房颤患者左心耳封堵术并发症发生率=\frac{左心耳封堵术中及术后发生并发症的房颤患者数}{同期行左心耳封堵的房颤患者总数}\times100\%$$

意义：评价房颤左心耳封堵手术安全性。

说明：左心耳封堵术并发症指：①影像学检查确诊的穿刺部位假性动脉瘤；②影像学检查确诊的穿刺部位动静脉瘘；③左心耳封堵术中以及术后72小时内新发或增多的心包积液，且合并下列情况之一：行心包穿刺引流、行外科修补；④术中及术后72小时内的脑卒中；⑤封堵器脱位。

三、心力衰竭

指标一、心力衰竭患者入院24小时内利钠肽检测率（CVD-HF-01）

定义：单位时间内，入院24小时内进行利钠肽检测的心力衰竭患者数，占同期心力衰竭患者总数的比例。

计算公式：

$$心力衰竭患者入院24小时内利钠肽检测率=\frac{入院24小时内进行利钠肽检测的心力衰竭患者数}{同期心力衰竭患者总数}\times100\%$$

意义：评价心力衰竭患者评估规范性、及时性。

说明：利钠肽检测包括N末端B型利钠肽原（NT-proBNP）和B型利钠肽（BNP）。

指标二、心力衰竭患者入院48小时内心脏功能评估率（CVD-HF-02）

定义：单位时间内，入院48小时内进行超声心动图检查的心力衰竭患者数，占同期心力衰竭患者总数的比例。

计算公式：

$$心力衰竭患者入院 48 小时内心脏功能评估率 = \frac{入院 48 小时内进行\\超声心动图检查的心力衰竭患者数}{同期心力衰竭患者总数} \times 100\%$$

意义：评价心力衰竭患者评估规范性、及时性。

指标三、心力衰竭伴容量超负荷患者住院期间利尿剂治疗率（CVD-HF-03）

定义：单位时间内，住院期间接受利尿剂治疗的心力衰竭伴容量超负荷患者数，占同期心力衰竭伴容量超负荷患者总数的比例。

计算公式：

$$心力衰竭伴容量超负荷患者住院期间利尿剂治疗率 = \frac{住院期间接受利尿剂治疗的\\心力衰竭伴容量超负荷患者数}{同期心力衰竭伴容量超负荷患者总数} \times 100\%$$

意义：评价医院救治心力衰竭患者的规范性。

指标四、心力衰竭患者出院血管紧张素转化酶抑制剂（ACEI）或血管紧张素受体阻断剂（ARB）或血管紧张素受体脑啡肽酶抑制剂（ARNI）使用率（CVD-HF-04）

定义：单位时间内，出院使用 ACEI 或 ARB 或 ARNI 的心力衰竭患者数，占同期心力衰竭患者总数的比例。

计算公式：

$$心力衰竭患者出院 ACEI/ARB/ARNI 使用率 = \frac{出院使用 ACEI/ARB/ARNI 的\\心力衰竭患者数}{同期心力衰竭患者总数} \times 100\%$$

意义：评价医院救治心力衰竭患者的规范性。

指标五、心力衰竭患者出院 β 受体阻滞剂使用率（CVD-HF-05）

定义：单位时间内，出院使用 β 受体阻滞剂的心力衰竭患者数，占同期心力衰竭患者总数的比例。

计算公式：

$$心力衰竭患者出院 β受体阻滞剂使用率 = \frac{出院使用β受体阻滞剂的\\心力衰竭患者数}{同期心力衰竭患者总数} \times 100\%$$

意义：评价医院救治心力衰竭患者的规范性。

指标六、心力衰竭患者出院醛固酮受体拮抗剂使用率（CVD-HF-06）

定义：单位时间内，出院使用醛固酮受体拮抗剂的心力衰竭患者数，占同期心力衰竭患者总数的比例。

计算公式：

$$心力衰竭患者出院醛固酮受体拮抗剂使用率 = \frac{出院使用醛固酮受体拮抗剂的心力衰竭患者数}{同期心力衰竭患者总数} \times 100\%$$

意义：评价医院救治心力衰竭患者的规范性。

指标七、心力衰竭患者住院期间心脏再同步化治疗（CRT）的使用率（CVD-HF-07）

定义：单位时间内，住院期间给予CRT治疗的心力衰竭患者数，占同期心力衰竭患者总数的比例。

计算公式：

$$心力衰竭患者住院期间CRT的使用率 = \frac{住院期间给予CRT治疗的心力衰竭患者数}{同期心力衰竭患者总数} \times 100\%$$

意义：评价医院治疗救治心力衰竭标准化器械治疗患者的情况。

指标八、心力衰竭患者住院死亡率（CVD-HF-08）

定义：单位时间内，住院期间死亡的心力衰竭患者数，占同期心力衰竭患者总数的比例。

计算公式：

$$心力衰竭患者住院死亡率 = \frac{住院期间死亡的心力衰竭患者数}{同期心力衰竭患者总数} \times 100\%$$

意义：评价心力衰竭患者救治效果。

指标九、心力衰竭患者出院30天随访率（CVD-HF-09）

定义：单位时间内，出院30天随访的心力衰竭患者数，占同期出院的心力衰竭患者总数的比例。

计算公式：

$$心力衰竭患者出院30天随访率 = \frac{出院30天随访的心力衰竭患者数}{同期出院的心力衰竭患者总数} \times 100\%$$

意义：评价医院对患者出院后的管理情况。

说明：随访方式包括但不限于电话随访、网络随访、门诊随访。

指标十、心力衰竭患者出院后30天内心力衰竭再入院率（CVD-HF-10）

定义：单位时间内，出院后30天内因心力衰竭再入院的心力衰竭患者数，占同期出院的心力衰竭患者总数的比例。

计算公式：

$$心力衰竭患者出院后30天内心力衰竭再入院率 = \frac{出院后30天内因心力衰竭再入院的心力衰竭患者数}{同期出院的心力衰竭患者总数} \times 100\%$$

意义：评价医院对心力衰竭患者出院后的管理情况。

指标十一、心力衰竭患者出院后30天死亡率（CVD-HF-11）

定义：单位时间内，出院后30天内死亡的心力衰竭患者数，占同期出院的心力衰竭患者总数的比例。

计算公式：

$$心力衰竭患者出院后30天死亡率 = \frac{出院后30天内死亡的心力衰竭患者数}{同期出院的心力衰竭患者总数} \times 100\%$$

意义：评价医院对心力衰竭患者出院后的管理情况。

四、高血压

指标一、动态血压监测率（CVD-HT-01）

定义：单位时间内，住院期间接受动态血压监测的高血压患者数占同期高血压住院患者总数的比例。

计算公式：

$$动态血压监测率 = \frac{住院期间接受动态血压监测的高血压患者数}{同期高血压住院患者总数} \times 100\%$$

意义：评价医院对高血压患者规范评估情况。

说明：动态血压监测是指通过自动血压测量仪器监测血压水平。

指标二、心血管风险评估率（CVD-HT-02）

定义：单位时间内，住院期间接受心血管风险评估的高血压患者数，占同期高血压住院患者总数的比例。

计算公式：

$$心血管风险评估率 = \frac{住院期间接受心血管风险评估的高血压患者数}{同期高血压住院患者总数} \times 100\%$$

意义：评价医院对高血压患者规范评估情况。

说明：心血管风险评估是指完成了心脏、肾脏、血管、眼底四项检查中的两项及以上。

指标三、原发性醛固酮增多症肾素醛固酮检测规范率（CVD-PA-03）

定义：单位时间内，住院期间接受规范检测肾素醛固酮的原发性醛固酮增多症患者数，占同期原发性醛固酮增多症住院患者总数的比例。

计算公式：

$$原发性醛固酮增多症肾素醛固酮检测规范率 = \frac{\begin{array}{c}住院期间接受\\规范检测肾素醛固酮的\\原发性醛固酮增多症患者数\end{array}}{\begin{array}{c}同期原发性醛固酮\\增多症住院患者总数\end{array}} \times 100\%$$

意义：评价医院对原发性醛固酮增多症诊治的规范性。

说明：规范检测肾素醛固酮：停用影响肾素醛固酮检测药物至少2周（利尿剂及甘草提炼物至少4周）后进行监测，停药期间可使用α受体阻滞剂及非二氢吡啶类钙拮抗剂控制血压。

指标四、原发性醛固酮增多症确诊试验开展率（CVD-PA-04）

定义：单位时间内，住院期间接受确诊试验检查的原发性醛固酮增多症患者数，占同期原发性醛固酮增多症住院患者总数的比例。

计算公式：

$$原发性醛固酮增多症确诊试验开展率 = \frac{\begin{array}{c}住院期间接受确诊试验检查的\\原发性醛固酮增多症患者数\end{array}}{\begin{array}{c}同期原发性醛固酮\\增多症住院患者总数\end{array}} \times 100\%$$

意义：评价医院对原发性醛固酮增多症诊治的规范性。

说明：确诊试验包括卡托普利试验、生理盐水输注试验、口服高钠饮食、氟氢可的松试验。

五、冠状动脉旁路移植术

指标一、单纯冠状动脉旁路移植术住院死亡率（CVD-CABG-01）

定义：单位时间内，行单纯冠状动脉旁路移植术住院期间死亡的患者数，占同期行单纯冠状动脉旁路移植术的患者总数的比例。

计算公式：

$$\begin{array}{c}单纯冠状动脉旁路移植术\\住院死亡率\end{array} = \frac{\begin{array}{c}行单纯冠状动脉旁路移植术\\住院期间死亡的患者数\end{array}}{同期行单纯冠状动脉旁路移植术的患者总数} \times 100\%$$

意义：评价手术诊疗质量情况。

指标二、单纯冠状动脉旁路移植术后机械通气时间大于等于24小时发生率（CVD-CABG-02）

定义：单位时间内，行单纯冠状动脉旁路移植术后连续机械通气时间大于等于24小时的患者数，占同期行单纯冠状动脉旁路移植术的患者总数的比例。

计算公式：

$$\begin{array}{c}单纯冠状动脉旁路移植术后\\机械通气时间大于等于24小时发生率\end{array} = \frac{\begin{array}{c}行单纯冠状动脉旁路移植术后\\连续机械通气时间大于等于24小时的患者数\end{array}}{同期行单纯冠状动脉旁路移植术的患者总数} \times 100\%$$

意义：评价手术诊疗质量情况。

说明：拔管后再次机械通气时间不计算在内。

指标三、单纯冠状动脉旁路移植术后胸骨深部感染发生率（CVD-CABG-03）

定义：单位时间内，行单纯冠状动脉旁路移植术后发生胸骨深部感染的患者数，占同期行单纯冠状动脉旁路移植术的患者总数的比例。

计算公式：

$$单纯冠状动脉旁路移植术后胸骨深部感染发生率 = \frac{行单纯冠状动脉旁路移植术后发生胸骨深部感染的患者数}{同期行单纯冠状动脉旁路移植术的患者总数} \times 100\%$$

意义：评价手术诊疗质量情况。

说明：胸骨深部感染包括肌肉、骨骼和纵膈的感染。

指标四、单纯冠状动脉旁路移植术后脑卒中发生率（CVD-CABG-04）

定义：单位时间内，行单纯冠状动脉旁路移植术后发生脑卒中的患者数，占同期行单纯冠状动脉旁路移植术的患者总数的比例。

计算公式：

$$单纯冠状动脉旁路移植术后脑卒中发生率 = \frac{行单纯冠状动脉旁路移植术后发生脑卒中的患者数}{同期行单纯冠状动脉旁路移植术的患者总数} \times 100\%$$

意义：评价手术诊疗质量情况。

指标五、单纯冠状动脉旁路移植术非计划二次手术率（CVD-CABG-05）

定义：单位时间内，行单纯冠状动脉旁路移植术后非计划二次手术的患者数，占同期行单纯冠状动脉旁路移植术的患者总数的比例。

计算公式：

$$单纯冠状动脉旁路移植术非计划二次手术率 = \frac{行单纯冠状动脉旁路移植术后非计划二次手术的患者数}{同期行单纯冠状动脉旁路移植术的患者总数} \times 100\%$$

指标六、单纯冠状动脉旁路移植术后急性肾衰竭发生率（CVD-CABG-06）

定义：单位时间内，行单纯冠状动脉旁路移植术后发生急性肾衰竭的患者数，占同期行单纯冠状动脉旁路移植术的患者总数的比例。

计算公式：

$$单纯冠状动脉旁路移植术后急性肾衰竭发生率 = \frac{行单纯冠状动脉旁路移植术后发生急性肾衰竭的患者数}{同期行单纯冠状动脉旁路移植术的患者总数} \times 100\%$$

意义：评价手术诊疗质量情况。

说明：术后急性肾衰竭是指术后最高血清肌酐值是术前基线值的3.0倍，或血肌酐值增至≥4.0mg/dl

（≥353.6μmol/l），或开始肾脏替代治疗（下同）。

指标七、单纯冠状动脉旁路移植术前24小时β受体阻滞剂使用率（CVD-CABG-07）

定义：单位时间内，行单纯冠状动脉旁路移植术前24小时内使用β受体阻滞剂的患者数，占同期行单纯冠状动脉旁路移植术的患者总数的比例。

计算公式：

$$单纯冠状动脉旁路移植术前24小时β受体阻滞剂使用率 = \frac{行单纯冠状动脉旁路移植术前24小时内使用β受体阻滞剂的患者数}{同期行单纯冠状动脉旁路移植术的患者总数} \times 100\%$$

意义：评价单纯冠状动脉旁路移植术二级预防情况。

指标八、单纯冠状动脉旁路移植术围手术期输血率（CVD-CABG-08）

定义：单位时间内，行单纯冠状动脉旁路移植术围手术期输血的患者数，占同期行单纯冠状动脉旁路移植术的患者总数的比例。

计算公式：

$$单纯冠状动脉旁路移植术围手术期输血率 = \frac{行单纯冠状动脉旁路移植术围手术期输血的患者数}{同期行单纯冠状动脉旁路移植术的患者总数} \times 100\%$$

意义：评价围手术期血制品使用情况。

说明：围手术期指术中及术后住院的全部过程，血制品指异体全血、红细胞、血小板、新鲜冰冻血浆和冷沉淀。

指标九、单纯冠状动脉旁路移植术中乳内动脉血管桥使用率（CVD-CABG-09）

定义：单位时间内，行单纯冠状动脉旁路移植术中使用乳内动脉血管桥的患者数，占同期行单纯冠状动脉旁路移植术的患者总数的比例。

计算公式：

$$单纯冠状动脉旁路移植术中乳内动脉血管桥使用率 = \frac{行单纯冠状动脉旁路移植术中使用乳内动脉血管桥的患者数}{同期行单纯冠状动脉旁路移植术的患者总数} \times 100\%$$

意义：评价手术血管桥选择的规范性。

说明：乳内动脉血管桥包括左侧原位乳内动脉血管桥、右侧原位乳内动脉血管桥以及游离乳内动脉血管桥。

指标十、单纯冠状动脉旁路移植术后24小时内阿司匹林使用率（CVD-CABG-10）

定义：单位时间内，行单纯冠状动脉旁路移植术后24小时内使用阿司匹林的患者数，占同期行单纯冠状动脉旁路移植术的患者总数的比例。

计算公式：

$$单纯冠状动脉旁路移植术后 \atop 24小时内阿司匹林使用率 = \frac{行单纯冠状动脉旁路移植术后24小时内使用阿司匹林的患者数}{同期行单纯冠状动脉旁路移植术的患者总数} \times 100\%$$

意义：评价单纯冠状动脉旁路移植术二级预防情况。

指标十一、单纯冠状动脉旁路移植术出院他汀类药物使用率（CVD-CABG-11）

定义：单位时间内，行单纯冠状动脉旁路移植术出院使用他汀类药物的患者数，占同期行单纯冠状动脉旁路移植术的患者总数的比例。

计算公式：

$$单纯冠状动脉旁路移植术 \atop 出院他汀类药物使用率 = \frac{行单纯冠状动脉旁路移植术出院使用他汀类药物的患者数}{同期行单纯冠状动脉旁路移植术的患者总数} \times 100\%$$

意义：评价单纯冠状动脉旁路移植术二级预防情况。

指标十二、单纯冠状动脉旁路移植术出院阿司匹林使用率（CVD-CABG-12）

定义：单位时间内，行单纯冠状动脉旁路移植术出院使用阿司匹林的患者数，占同期行单纯冠状动脉旁路移植术的患者总数的比例。

计算公式：

$$单纯冠状动脉旁路移植术 \atop 出院阿司匹林使用率 = \frac{行单纯冠状动脉旁路移植术出院使用阿司匹林的患者数}{同期行单纯冠状动脉旁路移植术的患者总数} \times 100\%$$

意义：评价单纯冠状动脉旁路移植术二级预防情况。

指标十三、单纯冠状动脉旁路移植术出院β受体阻滞剂使用率（CVD-CABG-13）

定义：单位时间内，行单纯冠状动脉旁路移植术出院使用β受体阻滞剂的患者数，占同期行单纯冠状动脉旁路移植术的患者总数的比例。

计算公式：

$$单纯冠状动脉旁路移植术 \atop 出院β受体阻滞剂使用率 = \frac{行单纯冠状动脉旁路移植术出院使用β受体阻滞剂的患者数}{同期行单纯冠状动脉旁路移植术的患者总数} \times 100\%$$

意义：评价单纯冠状动脉旁路移植术二级预防情况。

六、二尖瓣手术

指标一、二尖瓣手术住院死亡率（CVD-MVS-01）

定义：单位时间内，行二尖瓣手术住院期间死亡的患者数，占同期行二尖瓣手术的患者总数的比例。

计算公式：

$$二尖瓣手术住院死亡率=\frac{行二尖瓣手术住院期间死亡的患者数}{同期行二尖瓣手术的患者总数}\times100\%$$

意义：评价手术诊疗质量情况。

指标二、二尖瓣手术后机械通气时间大于等于24小时发生率（CVD-MVS-02）

定义：单位时间内，行二尖瓣手术后连续机械通气时间大于等于24小时的患者数，占同期行二尖瓣手术的患者总数的比例。

计算公式：

$$二尖瓣手术后机械通气时间大于等于24小时发生率=\frac{行二尖瓣手术后连续通机械通气时间大于等于24小时的患者数}{同期行二尖瓣手术的患者总数}\times100\%$$

意义：评价手术诊疗质量情况。

说明：拔管后再次机械通气时间不计算在内。

指标三、二尖瓣手术后胸骨深部感染发生率（CVD-MVS-03）

定义：单位时间内，行二尖瓣手术后发生胸骨深部感染的患者数，占同期行二尖瓣手术的患者总数的比例。

计算公式：

$$二尖瓣手术后胸骨深部感染发生率=\frac{行二尖瓣手术后发生胸骨深部感染的患者数}{同期行二尖瓣手术的患者总数}\times100\%$$

意义：评价手术诊疗质量情况。

说明：胸骨深部感染包括肌肉、骨骼和纵隔的感染。

指标四、二尖瓣手术后脑卒中发生率（CVD-MVS-04）

定义：单位时间内，行二尖瓣手术后发生脑卒中的患者数，占同期行二尖瓣手术的患者总数的比例。

计算公式：

$$二尖瓣手术后脑卒中发生率=\frac{行二尖瓣手术后发生脑卒中的患者数}{同期行二尖瓣手术的患者总数}\times100\%$$

指标五、二尖瓣手术非计划二次手术率（CVD-MVS-05）

定义：单位时间内，行二尖瓣手术后非计划二次手术的患者数，占同期行二尖瓣手术的患者总数的比例。

计算公式：

$$二尖瓣手术非计划二次手术率 = \frac{行二尖瓣手术后非计划二次手术的患者数}{同期行二尖瓣手术的患者总数} \times 100\%$$

意义：评价手术诊疗质量情况。

指标六、二尖瓣手术后急性肾衰竭发生率（CVD-MVS-06）

定义：单位时间内，行二尖瓣手术后发生急性肾衰竭的患者数，占同期行二尖瓣手术的患者总数的比例。

计算公式：

$$二尖瓣手术后急性肾衰竭发生率 = \frac{行二尖瓣手术后发生急性肾衰竭的患者数}{同期行二尖瓣手术的患者总数} \times 100\%$$

意义：评价手术诊疗质量情况。

指标七、因退行性病变导致二尖瓣关闭不全的患者二尖瓣修复术治疗率（CVD-MVS-07）

定义：单位时间内，因退行性病变导致二尖瓣关闭不全行二尖瓣修复术的患者数，占同期因退行性病变导致二尖瓣关闭不全行二尖瓣手术的患者总数的比例。

计算公式：

$$因退行性病变导致二尖瓣关闭不全的患者二尖瓣修复术治疗率 = \frac{因退行性病变导致二尖瓣关闭不全行二尖瓣修复术的患者数}{同期因退行性病变导致二尖瓣关闭不全行二尖瓣手术的患者总数} \times 100\%$$

意义：评价手术方法选择的规范性。

说明：排除接受过心脏或胸外科手术或前纵隔放射性治疗的患者。

指标八、二尖瓣手术出院抗凝药物使用率（CVD-MVS-08）

定义：单位时间内，行二尖瓣手术出院使用抗凝药物的患者数，占同期行二尖瓣手术的患者总数的比例。

计算公式：

$$二尖瓣手术出院抗凝药物使用率 = \frac{行二尖瓣手术出院使用抗凝药物的患者数}{同期行二尖瓣手术的患者总数} \times 100\%$$

意义：评价二尖瓣手术二级预防情况。

指标九、二尖瓣手术术中经食道超声使用率（CVD-MVS-09）

定义：单位时间内，二尖瓣手术术中使用经食道超声的患者数，占同期行二尖瓣手术的患者总数的比例。

计算公式：

$$二尖瓣手术术中 \atop 经食道超声使用率 = \frac{二尖瓣手术术中使用经食道超声的患者数}{同期行二尖瓣手术的患者总数} \times 100\%$$

意义：评价手术过程规范性。

七、主动脉瓣手术

指标一、主动脉瓣手术住院死亡率（CVD-AVS-01）

定义：单位时间内，行主动脉瓣手术住院期间死亡的患者数，占同期行主动脉瓣手术的患者总数的比例。

计算公式：

$$主动脉瓣手术 \atop 住院死亡率 = \frac{行主动脉瓣手术住院期间死亡的患者数}{同期行主动脉瓣手术的患者总数} \times 100\%$$

意义：评价手术诊疗质量情况。

指标二、主动脉瓣手术后机械通气时间大于等于24小时发生率（CVD-AVS-02）

定义：单位时间内，行主动脉瓣手术后连续机械通气时间大于等于24小时的患者数，占同期行主动脉瓣手术的患者总数的比例。

计算公式：

$$主动脉瓣手术后 \atop 机械通气时间大于等于24小时发生率 = \frac{行主动脉瓣手术后连续通机械通气时间大于等于24小时的患者数}{同期行主动脉瓣手术的患者总数} \times 100\%$$

意义：评价手术诊疗质量情况。

说明：拔管后再次机械通气时间不计算在内。

指标三、主动脉瓣手术后胸骨深部感染发生率（CVD-AVS-03）

定义：单位时间内，行主动脉瓣手术后发生胸骨深部感染的患者数，占同期行主动脉瓣手术的患者总数的比例。

计算公式：

$$主动脉瓣手术后 \atop 胸骨深部感染发生率 = \frac{行主动脉瓣手术后发生胸骨深部感染的患者例数}{同期行主动脉瓣手术的患者总数} \times 100\%$$

意义：评价手术诊疗质量情况。

说明：胸骨深部感染包括肌肉、骨骼和纵隔的感染。

指标四、主动脉瓣手术后脑卒中发生率（CVD-AVS-04）

定义：单位时间内，行主动脉瓣手术后发生脑卒中的患者数，占同期行主动脉瓣手术的患者总数的比例。

计算公式：

$$\text{主动脉瓣手术后脑卒中发生率} = \frac{\text{行主动脉瓣手术后发生脑卒中的患者数}}{\text{同期行主动脉瓣手术的患者总数}} \times 100\%$$

意义：评价手术诊疗质量情况。

指标五、主动脉瓣手术非计划二次手术率（CVD-AVS-05）

定义：单位时间内，行主动脉瓣手术后非计划二次手术的患者数，占同期行主动脉瓣手术的患者总数的比例。

计算公式：

$$\text{主动脉瓣手术非计划二次手术率} = \frac{\text{行主动脉瓣手术后非计划二次手术的患者数}}{\text{同期行主动脉瓣手术的患者总数}} \times 100\%$$

意义：评价手术诊疗质量情况。

指标六、主动脉瓣手术后急性肾衰竭发生率（CVD-AVS-06）

定义：单位时间内，行主动脉瓣手术后发生急性肾衰竭的患者数，占同期行主动脉瓣手术的患者总数的比例。

计算公式：

$$\text{主动脉瓣手术后急性肾衰竭发生率} = \frac{\text{行主动脉瓣手术后发生急性肾衰竭的患者例数}}{\text{同期行主动脉瓣手术的患者总数}} \times 100\%$$

意义：评价手术诊疗质量情况。

指标七、主动脉瓣手术出院抗凝药物使用率（CVD-AVS-07）

定义：单位时间内，行主动脉瓣手术出院使用抗凝药物的患者数，占同期行主动脉瓣手术的患者总数的比例。

计算公式：

$$\text{主动脉瓣手术出院抗凝药物使用率} = \frac{\text{行主动脉瓣手术出院使用抗凝药物的患者数}}{\text{同期行主动脉瓣手术的患者总数}} \times 100\%$$

意义：评价主动脉瓣手术二级预防情况。

指标八、主动脉瓣手术术中经食道超声使用率（CVD-AVS-08）

定义：单位时间内，主动脉瓣手术术中使用经食道超声的患者数，占同期行主动脉瓣手术的患者总数的比例。

计算公式：

$$主动脉瓣手术术中经食道超声使用率 = \frac{主动脉瓣手术术中使用经食道超声的患者数}{同期行主动脉瓣手术的患者总数} \times 100\%$$

意义：评价手术过程规范性。

指标九、主动脉瓣置换术人工瓣有效瓣膜面积指数大于0.85cm²/m²发生率（CVD-AVS-09）

定义：单位时间内，主动脉瓣置换术中人工主动脉瓣有效瓣膜面积指数大于0.85cm²/m²的患者数，占同期行主动脉瓣置换术的患者总数的比例。

计算公式：

$$主动脉瓣置换术人工瓣有效瓣膜面积指数大于0.85cm^2/m^2发生率 = \frac{主动脉瓣置换术中人工主动脉瓣有效瓣膜面积指数大于0.85cm^2/m^2的患者数}{同期行主动脉瓣置换术的患者总数} \times 100\%$$

意义：评价人工瓣膜大小选择的规范性。

说明：主动脉瓣有效瓣膜面积指数=人工瓣膜有效瓣口面积（cm²）/患者体表面积（m²）。

八、主动脉腔内修复术

指标一、主动脉腔内修复术住院死亡率（CVD-EAR-01）

定义：单位时间内，行主动脉腔内修复术住院期间死亡的患者数，占同期行主动脉腔内修复术的患者总数的比例。

计算公式：

$$主动脉腔内修复术住院死亡率 = \frac{行主动脉腔内修复术住院期间死亡的患者数}{同期行主动脉腔内修复术的患者总数} \times 100\%$$

意义：评价手术诊疗质量情况。

指标二、主动脉腔内修复术后机械通气时间大于等于24小时发生率（CVD-EAR-02）

定义：单位时间内，行主动脉腔内修复术后连续机械通气时间大于等于24小时的患者数，占同期行主动脉腔内修复术的患者总数的比例。

计算公式：

$$主动脉腔内修复术后机械通气时间大于等于24小时发生率 = \frac{行主动脉腔内修复术后连续机械通气时间大于等于24小时的患者数}{同期行主动脉腔内修复术的患者总数} \times 100\%$$

意义：评价手术诊疗质量情况。

说明：拔管后再次机械通气时间不计算在内。

指标三、主动脉腔内修复术非计划二次手术率（CVD-EAR-03）

定义：单位时间内，行主动脉腔内修复术后非计划二次手术的患者数，占同期行主动脉腔内修复术的患者总数的比例。

计算公式：

$$主动脉腔内修复术非计划二次手术率 = \frac{行主动脉腔内修复术后非计划二次手术的患者数}{同期行主动脉腔内修复术的患者总数} \times 100\%$$

意义：评价手术诊疗质量情况。

说明：非计划二次手术包括主动脉和入路血管的再次手术，手术方式包括开放和腔内手术，均为同一次住院期间或术后30天内发生。

指标四、主动脉腔内修复术后内漏发生率（CVD-EAR-04）

定义：单位时间内，行主动脉腔内修复术后住院期间检查发现内漏的患者数，占同期行主动脉腔内修复术的患者总数的比例。

计算公式：

$$主动脉腔内修复术后内漏发生率 = \frac{行主动脉腔内修复术后住院期间检查发现内漏的患者数}{同期行主动脉腔内修复术的患者总数} \times 100\%$$

意义：评价手术诊疗质量情况。

说明：内漏的评价以住院期间最后一次主动脉CTA/DSA检查为准。

指标五、主动脉腔内修复术后脑卒中发生率（CVD-EAR-05）

定义：单位时间内，行主动脉腔内修复术后发生脑卒中的患者数，占同期行主动脉腔内修复术的患者总数的比例。

计算公式：

$$主动脉腔内修复术后脑卒中发生率 = \frac{行主动脉腔内修复术后发生脑卒中的患者数}{同期行主动脉腔内修复术的患者总数} \times 100\%$$

意义：评价手术诊疗质量情况。

指标六、主动脉腔内修复术后急性肾衰竭发生率（CVD-EAR-6）

定义：单位时间内，行主动脉腔内修复术后发生急性肾衰竭的患者数，占同期行主动脉腔内修复术的患者总数的比例。

计算公式：

$$主动脉腔内修复术后急性肾衰竭发生率 = \frac{行主动脉腔内修复术后发生急性肾衰竭的患者数}{同期行主动脉腔内修复术的患者总数} \times 100\%$$

意义：评价手术诊疗质量情况。

指标七、主动脉腔内修复术后脊髓损伤发生率（CVD-EAR-7）

定义：单位时间内，行主动脉腔内修复术后发生脊髓损伤的患者数，占同期行主动脉腔内修复术的患者总数的比例。

计算公式：

$$主动脉腔内修复术后脊髓损伤发生率 = \frac{行主动脉腔内修复术后发生脊髓损伤的患者数}{同期行主动脉腔内修复术的患者总数} \times 100\%$$

意义：评价手术诊疗质量情况。

说明：脊髓损伤表现为下肢肌力为0～4级，且较术前减低。

指标八、主动脉腔内修复术后心肌梗死发生率（CVD-EAR-08）

定义：单位时间内，行主动脉腔内修复术后发生心肌梗死的患者数，占同期行主动脉腔内修复术的患者总数的比例。

计算公式：

$$主动脉腔内修复术后心肌梗死发生率 = \frac{行主动脉腔内修复术后发生心肌梗死的患者数}{同期行主动脉腔内修复术的患者总数} \times 100\%$$

意义：评价手术诊疗质量情况。

指标九、主动脉腔内修复术30天内CTA复查率（CVD-EAR-09）

定义：单位时间内，行主动脉腔内修复术30天内进行CTA复查的患者数，占同期行主动脉腔内修复术的患者总数的比例。

计算公式：

$$主动脉腔内修复术30天内CTA复查率 = \frac{行主动脉腔内修复术30天内进行CTA复查的患者数}{同期行主动脉腔内修复术的患者总数} \times 100\%$$

意义：评价手术随访规范性和及时性。

指标十、主动脉腔内修复术后30天随访率（CVD-EAR-10）

定义：单位时间内，行主动脉腔内修复术后30天进行随访的患者数，占同期行主动脉腔内修复术的患者总数的比例。

计算公式：

$$主动脉腔内修复术后30天随访率 = \frac{行主动脉腔内修复术后30天进行随访的患者数}{同期行主动脉腔内修复术的患者总数} \times 100\%$$

意义：评价手术随访规范性和及时性。

说明：术后30天随访包括但不限于门诊随访、电话随访及CTA随访，随访时间窗为术后30±7天。

指标十一、主动脉腔内修复术前β受体阻滞剂使用率（CVD-EAR-11）

定义：单位时间内，行主动脉腔内修复术前使用β受体阻滞剂的患者数，占同期行主动脉腔内修复术的患者总数的比例。

计算公式：

$$主动脉腔内修复术前\beta受体阻滞剂使用率 = \frac{行主动脉腔内修复术前使用\beta受体阻滞剂的患者数}{同期行主动脉腔内修复术的患者总数} \times 100\%$$

意义：评价主动脉腔内修复术临床用药情况。

指标十二、主动脉腔内修复术前他汀类药物使用率（CVD-EAR-12）

定义：单位时间内，行主动脉腔内修复术前使用他汀类药物的患者数，占同期行主动脉腔内修复术的患者总数的比例。

计算公式：

$$主动脉腔内修复术前他汀类药物使用率 = \frac{行主动脉腔内修复术前使用他汀类药物的患者数}{同期行主动脉腔内修复术的患者总数} \times 100\%$$

意义：评价主动脉腔内修复术临床用药情况。

九、先心病介入治疗技术

指标一、先心病介入治疗成功率（CVD-CHD-01）

定义：单位时间内，行先心病介入治疗成功的患者数，占同期行先心病介入治疗的患者总数的比例。

计算公式：

$$先心病介入治疗成功率 = \frac{行先心病介入治疗成功的患者数}{同期行先心病介入治疗的患者总数} \times 100\%$$

意义：评价手术诊疗质量情况。

说明：1. 先心病包括房间隔缺损（ASD）、室间隔缺损（VSD）、动脉导管未闭（PDA）及肺动脉瓣狭窄（PS）（下同）。

2. 治疗成功指通过介入手段治疗先心病后，达到治愈原先天性畸形或明显改善其血流动力学，且未发生严重并发症者。

指标二、先心病介入治疗后严重房室传导阻滞发生率（CVD-CHD-02）

定义：单位时间内，行ASD/VSD介入治疗术中或术后发生严重房室传导阻滞的患者数，占同期行ASD/VSD介入治疗的患者总数的比例。

计算公式：

$$先心病介入治疗后严重房室传导阻滞发生率=\frac{行\,ASD/VSD\,介入治疗术中或术后发生严重房室传导阻滞的患者数}{同期行\,ASD/VSD\,介入治疗的患者总数}\times100\%$$

意义：评价手术诊疗质量情况。

说明：1. 本指标适用于所有尝试行介入治疗的ASD/VSD患者。

2. 严重房室传导阻滞指二度Ⅱ型、高度和三度房室传导阻滞。

指标三、先心病介入治疗封堵器移位或脱落发生率（CVD-CHD-03）

定义：单位时间内，行先心病介入治疗发生封堵器移位或脱落的患者数，占同期行先心病介入治疗的患者总数的比例。

计算公式：

$$先心病介入治疗封堵器移位或脱落发生率=\frac{行先心病介入治疗发生封堵器移位或脱落的患者数}{同期行先心病介入治疗的患者总数}\times100\%$$

意义：评价手术诊疗质量情况。

说明：1. 本指标适用于所有尝试行介入治疗的ASD、VSD及PDA患者。

2. 封堵器移位或脱落指ASD、VSD及PDA介入治疗术中或术后经影像学检查证实封堵器位置发生异常。包括：封堵器偏移造成残余分流，封堵器偏移导致房室瓣或半月瓣反流、右室流出道狭窄，封堵器脱入左右心房、左右心室、肺动脉、主动脉及其分支。

指标四、先心病介入治疗溶血发生率（CVD-CHD-04）

定义：单位时间内，行先心病介入治疗发生溶血的患者数，占同期行先心病介入治疗的患者总数的比例。

计算公式：

$$先心病介入治疗溶血发生率=\frac{行先心病介入治疗发生溶血的患者数}{同期行先心病介入治疗的患者总数}\times100\%$$

说明：1. 本指标适用于所有尝试行介入治疗的ASD、VSD及PDA患者。

2. 溶血指血浆游离血红蛋白≥40mg/L。

指标五、先心病介入治疗心脏压塞发生率（CVD-CHD-05）

定义：单位时间内，行先心病介入治疗发生心脏压塞的患者数，占同期行先心病介入治疗的患者总数的比例。

计算公式：

$$先心病介入治疗心脏压塞发生率=\frac{行先心病介入治疗发生心脏压塞的患者数}{同期行先心病介入治疗的患者总数}\times100\%$$

意义：评价手术诊疗质量情况。

指标六、先心病介入治疗输血率（CVD-CHD-06）

定义：单位时间内，行先心病介入治疗给予输血的患者数，占行先心病介入治疗的患者总数的比例。

计算公式：

$$先心病介入治疗输血率 = \frac{行先心病介入治疗给予输血的患者数}{同期行先心病介入治疗的患者总数} \times 100\%$$

意义：评价医院先心病介入治疗的整体医疗质量。

意义：评价手术诊疗质量情况。

说明：输血指先心病介入治疗术后由于各种原因输注红细胞、血浆及血小板。

指标七、先心病介入治疗非计划二次手术率（CVD-CHD-07）

定义：单位时间内，行先心病介入治疗后非计划二次手术的患者数，占同期行先心病介入治疗的患者总数的比例。

计算公式：

$$先心病介入治疗非计划二次手术率 = \frac{行先心病介入治疗后非计划二次手术的患者数}{同期行先心病介入治疗的患者总数} \times 100\%$$

意义：评价手术诊疗质量情况。

指标八、先心病介入治疗住院死亡率（CVD-CHD-08）

定义：单位时间内，行先心病介入治疗住院期间死亡的患者数，占同期行先心病介入治疗的患者总数的比例。

计算公式：

$$先心病介入治疗住院死亡率 = \frac{行先心病介入治疗住院期间死亡的患者数}{同期行先心病介入治疗的患者总数} \times 100\%$$

意义：评价手术诊疗质量情况。

十、冠心病介入治疗技术

指标一、冠脉介入治疗术后即刻冠状动脉造影成功率（CVD-PCI-01）

定义：单位时间内，冠脉介入治疗术后即刻冠状动脉造影成功的例数，占同期接受冠脉介入治疗的总例数的比例。

计算公式：

$$\begin{array}{c}\text{冠脉介入治疗}\\\text{术后即刻冠状动脉造影成功率}\end{array}=\dfrac{\text{冠脉介入治疗术后即刻冠状动脉造影成功的例数}}{\text{同期接受冠脉介入治疗的总例数}}\times100\%$$

意义：评价手术诊疗质量情况。

说明：冠状动脉造影成功是指支架术后病变残余狭窄＜20%或单纯经皮冠状动脉腔内血管成形术（PTCA）后病变残余狭窄＜50%，且冠状动脉血流心肌梗死溶栓（TIMI）分级3级。

指标二、冠脉介入治疗临床成功率（CVD-PCI-02）

定义：单位时间内，冠脉介入治疗临床成功的例数，占同期接受冠脉介入治疗的总例数的比例。

计算公式：

$$\text{冠脉介入治疗临床成功率}=\dfrac{\text{冠脉介入治疗临床成功的例数}}{\text{同期接受冠脉介入治疗的总例数}}\times100\%$$

意义：评价手术诊疗质量情况。

说明：冠脉介入治疗临床成功是指符合术后即刻冠状动脉造影成功标准，且24小时内无死亡。

指标三、冠脉介入治疗住院死亡率（CVD-PCI-03）

定义：单位时间内，本次接受冠脉介入治疗住院期间死亡的患者数，占同期接受冠脉介入治疗的患者总数的比例。

计算公式：

$$\begin{array}{c}\text{冠脉介入治疗}\\\text{住院死亡率}\end{array}=\dfrac{\text{本次接受冠脉介入治疗住院期间死亡的患者数}}{\text{同期接受冠脉介入治疗的患者总数}}\times100\%$$

意义：评价手术诊疗质量情况。

指标四、择期冠脉介入治疗住院死亡率（CVD-PCI-04）

定义：单位时间内，择期冠脉介入治疗本次住院期间死亡的患者数，占同期接受择期冠脉介入治疗的患者总数的比例。

计算公式：

$$\begin{array}{c}\text{择期冠脉介入治疗}\\\text{住院死亡率}\end{array}=\dfrac{\text{择期冠脉介入治疗本次住院期间死亡的患者数}}{\text{同期接受择期冠脉介入治疗的患者总数}}\times100\%$$

意义：评价手术诊疗质量情况。

说明：择期冠脉介入治疗是指除ST段抬高型心肌梗死（STEMI）患者接受的直接经皮冠状动脉介入治疗（PCI）以及非ST段抬高型急性冠脉综合征（NSTE ACS）患者接受的急诊经皮冠状动脉介入治疗（PCI）以外的介入治疗。

指标五、冠脉介入治疗严重并发症发生率（CVD-PCI-05）

定义：单位时间内，接受冠脉介入治疗住院期间发生严重并发症的患者数，占同期接受冠脉介入治疗的患者总数的比例。

计算公式：

$$\text{冠脉介入治疗严重并发症发生率} = \frac{\text{接受冠脉介入治疗住院期间发生严重并发症的患者数}}{\text{同期接受冠脉介入治疗的患者总数}} \times 100\%$$

意义：评价手术诊疗质量情况。

说明：严重并发症是指急性心肌梗死、急性或亚急性支架内血栓、心脏压塞、恶性心律失常、需要输血或危及生命的出血事件。

指标六、STEMI患者发病12小时内接受直接PCI率（CVD-PCI-06）

定义：STEMI患者发病12小时内接受直接PCI的患者数，占同期发病12小时内到院的STEMI患者总数的比例。

计算公式：

$$\text{STEMI患者发病12小时内接受直接PCI率} = \frac{\text{STEMI患者发病12小时内接受直接PCI的患者数}}{\text{同期发病12小时内到院的STEMI患者总数}} \times 100\%$$

意义：评价STEMI救治及时性和规范性。

指标七、行直接PCI的STEMI患者到院至导丝通过靶血管（DTD）平均时间（CVD-PCI-07）

定义：STEMI患者行直接PCI的DTD时间总和与STEMI患者行直接PCI的总例数的比值。

计算公式：

$$\text{行直接PCI的STEMI患者DTD平均时间} = \frac{\text{STEMI患者行直接PCI的DTD时间总和}}{\text{STEMI患者行直接PCI的总例数}} \times 100\%$$

意义：评价STEMI救治及时性。

指标八、接受PCI治疗的非ST段抬高型急性冠脉综合征（NSTE ACS）患者进行危险分层的比率（CVD-PCI-08）

定义：接受PCI治疗的NSTE ACS患者进行危险分层的患者数，占同期接受PCI治疗的NSTE ACS患者总数的比例。

计算公式：

$$\text{接受PCI治疗的NSTEACS患者进行危险分层的比率} = \frac{\text{接受PCI治疗的NSTEACS患者进行危险分层的患者数}}{\text{同期接受PCI治疗的NSTEACS患者总数}} \times 100\%$$

意义：评价NSTE ACS治疗规范性。

指标九、例次平均支架数（CVD-PCI-09）

定义：平均每例次手术中置入支架的个数。

计算公式：

$$例次平均支架数=\frac{植入冠脉总支架数}{同期接受冠脉介入治疗的总病例数}$$

意义：评价支架使用合理性。

指标十、冠脉介入治疗术前双重抗血小板药物使用率（CVD-PCI-10）

定义：单位时间内，冠脉介入治疗术前使用双重抗血小板药物的患者数，占同期接受冠脉介入治疗的患者总数的比例。

计算公式：

$$\genfrac{}{}{0pt}{}{冠脉介入治疗术前}{双重抗血小板药物使用率}=\frac{\genfrac{}{}{0pt}{}{冠脉介入治疗术前}{使用双重抗血小板药物的患者数}}{同期接受冠脉介入治疗的患者总数}\times100\%$$

意义：评价冠脉介入治疗临床用药情况。

指标十一、冠脉介入治疗住院期间他汀类药物使用率（CVD-PCI-11）

定义：单位时间内，冠脉介入治疗住院期间使用他汀类药物的患者数，占同期接受冠脉介入治疗的患者总数的比例。

计算公式：

$$\genfrac{}{}{0pt}{}{冠脉介入治疗住院期间}{他汀类药物使用率}=\frac{\genfrac{}{}{0pt}{}{冠脉介入治疗住院期间}{使用他汀类药物的患者数}}{同期接受冠脉介入治疗的患者总数}\times100\%$$

意义：评价冠脉介入治疗临床用药情况。

十一、心律失常介入治疗技术

指标一、心脏植入型电子器械（CIED）植入术住院死亡率（CVD-CIED-01）

定义：单位时间内，行CIED植入术住院期间死亡的患者数，占同期行CIED植入术的患者总数的比例。

计算公式：

$$CIED植入术住院死亡率=\frac{行\,CIED\,植入术住院期间死亡的患者数}{同期行\,CIED\,植入术的患者总数}\times100\%$$

意义：评价手术诊疗质量情况。

说明：CIED包括心脏永久起搏器（PM）、植入型心律转复除颤器（ICD）、心脏再同步化治疗（CRTP）、心脏再同步化治疗除颤器（CRTD），CIED植入术包括CIED新植入、CIED更换以及CIED升级手术。

指标二、CIED 植入术心脏压塞发生率（CVD-CIED-02）

定义：单位时间内，行 CIED 植入术发生心脏压塞的患者数，占同期行 CIED 植入术的患者总数的比例。

计算公式：

$$CIED\ 植入术心脏压塞发生率 = \frac{行\ CIED\ 植入术发生心脏压塞的患者数}{同期行\ CIED\ 植入术的患者总数} \times 100\%$$

意义：评价手术诊疗质量情况。

指标三、CIED 植入术导线脱位发生率（CVD-CIED-03）

定义：单位时间内，行 CIED 植入术发生导线脱位的患者数，占同期行 CIED 植入术的患者总数的比例。

计算公式：

$$CIED\ 植入术导线脱位发生率 = \frac{行\ CIED\ 植入术发生导线脱位的患者数}{同期行\ CIED\ 植入术的患者总数} \times 100\%$$

意义：评价手术诊疗质量情况。

说明：导线脱位指 CIED 植入术后住院期间发生导线脱位并且需行电极导线调整术。导线脱位可以通过心电图，胸片和起搏器程控检查等明确诊断。

指标四、阵发性室上性心动过速（PSVT）导管消融治疗成功率（CVD-CAIT-04）

定义：单位时间内，行 PSVT 导管消融治疗成功的患者数，占同期行 PSVT 导管消融治疗的患者总数的比例。

计算公式：

$$PSVT\ 导管消融治疗成功率 = \frac{行\ PSVT\ 导管消融治疗成功的患者数}{同期行\ PSVT\ 导管消融治疗的患者总数} \times 100\%$$

意义：评价手术诊疗质量情况。

指标五、导管消融治疗后严重房室传导阻滞发生率（CVD-CAIT-05）

定义：单位时间内，行导管消融治疗术中或术后发生严重房室传导阻滞的患者数，占同期行导管消融治疗的患者总数的比例。

计算公式：

$$导管消融治疗后严重房室传导阻滞发生率 = \frac{行导管消融治疗术中或术后发生严重房室传导阻滞的患者数}{同期行导管消融治疗的患者总数} \times 100\%$$

意义：评价手术诊疗质量情况。

说明：严重房室传导阻滞指二度Ⅱ型、高度和三度房室传导阻滞。

指标六、导管消融治疗心脏压塞发生率（CVD-CAIT-06）

定义：单位时间内，行导管消融治疗发生心脏压塞的患者数，占同期行导管消融治疗的患者总数的比例。

计算公式：

$$导管消融治疗心脏压塞发生率 = \frac{行导管消融治疗发生心脏压塞的患者数}{同期行导管消融治疗的患者总数} \times 100\%$$

意义：评价手术诊疗质量情况。

指标七、导管消融治疗住院死亡率（CVD-CAIT-07）

定义：单位时间内，行导管消融治疗住院期间死亡的患者数，占同期行导管消融治疗的患者总数的比例。

计算公式：

$$导管消融治疗住院死亡率 = \frac{行导管消融治疗住院期间死亡的患者数}{同期行导管消融治疗的患者总数} \times 100\%$$

意义：评价手术诊疗质量情况。

附录C　常用缩略语中英文对照

缩略语	中文名称	英文全称
ACEI	血管紧张素转换酶抑制剂	angiotensin-converting enzyme inhibitor
ARB	血管紧张素Ⅱ受体阻滞剂	angiotensin receptor blocker
ARNI	血管紧张素受体脑啡肽酶抑制剂	angiotensin receptor enkephalinase inhibitor
CABG	冠状动脉旁路移植术	coronary artery bypass grafting
CAUTI	导尿管相关性感染	cather-associated urinary tract infection
CCSR	中国心血管外科注册登记系统	China cardiac surgery registry
CCTA	冠状动脉计算机断层扫描血管造影	coronary computed tomography angiography
CIED	心脏植入型电子器械	cardiac implantable electronic device
CNDNQ	国家护理质量数据平台	China national database of nursing quality
COPD	慢性阻塞性肺疾病	chronic obstructive pulmonary disease
CRRT	连续肾脏替代治疗	continuous renal replacement therapy
CRT	心脏再同步化治疗	cardiac resynchronization therapy
CRTD	心脏再同步化治疗除颤器	cardiac resynchronization therapy defibrillator
CRTP	心脏再同步化治疗起搏器	cardiac resynchronization therapy pacemaker
CVC	中心静脉导管	central venous cather
ECMO	体外膜氧合	extracorporeal membrane oxygenation
EVAR	腹主动脉瘤腔内修复手术	endovascular aneurysm repair
HQMS	医院质量监测系统	hospital quality monitoring system
IABP	主动脉内球囊反搏	intra-aortic balloon pumping
ICD	植入型心律转复除颤器	implantable cardiovertor-defibrillator
IQR	四分位数间距	interquartile range
PAH	肺动脉高压	pulmonary arterial hypertension
PCI	冠状动脉介入治疗	percutaneous coronary intervention
PPM	人工瓣不匹配	patient-prosthesis mismatch
PSVT	阵发性室上性心动过速	paroxysmal supraventricular tachycardia
STEMI	ST段抬高型心肌梗死	ST-elevation myocardial infarction
TAVR	经导管介入主动脉瓣置换手术	transcatheter aortic valve replacement
TEVAR	胸主动脉腔内修复手术	thoracic endovascular aortic repair
VAP	呼吸机相关性肺炎	ventilator associated pneumonia

参考文献

［1］中华人民共和国卫生部. 卫生部关于修订住院病案首页的通知［EB/OL］.（2011-11-01）［2022-09-27］. http：// www.nhc.gov.cn/cms-search/xxgk/getManuscriptXxgk.htm?id＝53492.

［2］中共中央办公厅 国务院办公厅. 关于进一步完善医疗卫生服务体系的意见. https：//www.gov.cn/zhengce/2023-03/23/ content_5748063.htm

［3］MINHAS AMK，AWAN MU，RAZA M，et al. Clinical and Economic Burden of Percutaneous Coronary Intervention in Hospitalized Young Adults in the United States，2004-2018［J］. Curr Probl Cardiol，2022，47（11）：101070.

［4］INOHARA T，KOHSAKA S，SPERTUS JA，et al. Comparative Trends in Percutaneous Coronary Intervention in Japan and the United States，2013 to 2017［J］. J Am Coll Cardiol，2020，76（11）：1328-1340.

［5］PICCOLO R，BRUZZESE D，MAURO C，et al. Population Trends in Rates of Percutaneous Coronary Revascularization for Acute Coronary Syndromes Associated With the COVID-19 Outbreak［J］. Circulation，2020，141（24）：2035-2037.

［6］国卫医政发〔2023〕12号. 关于开展全面提升医疗质量行动（2023-2025年）的通知. https：//www.gov.cn/ zhengce/zhengceku/202305/content_6883704.htm

［7］HAO Y，ZHAO D，LIU J，et al. Performance of Management Strategies With Class I Recommendations Among Patients Hospitalized With ST-Segment Elevation Myocardial Infarction in China［J］. JAMA Cardiol，2022，7（5）：484-491.

［8］LYTLE BL，LI S，LOFTHUS DM，et al. Targeted versus standard feedback：results from a randomized quality improvement trial［J］. Am Heart J，2015，169（1）：132-141，e2.

［9］ZEYMER U，LUDMAN P，DANCHIN N，et al. Reperfusion therapies and in-hospital outcomes for ST-elevation myocardial infarction in Europe：the ACVC-EAPCIEORP STEMI Registry of the European Society of Cardiology［J］. Eur Heart J，2021，42（44）：4536-4549.

［10］MASOUDI FA，et al. Trends in U.S. Cardiovascular Care：2016 Report From 4 ACC National Cardiovascular Data Registries［J］. J Am Coll Cardiol，2017，69（11）：1427-1450.

［11］BAGAI A，CHEN AY，UDELL JA，et al. Association of Cognitive Impairment With Treatment and Outcomes in Older Myocardial Infarction Patients：A Report From the NCDR Chest Pain-MI Registry［J］. J Am Heart Assoc，2019，8（17）：e012929.

［12］FULLMAN N，YEARWOOD J，ABAY SM，et al. Measuring performance on the Healthcare Access and Quality Index for 195 countries and territories and selected subnational locations：a systematic analysis from the Global Burden of Disease Study 2016［J］. The Lancet，2018，391：2236-2271.

［13］FOROUTAN F，RAYNER DG，ROSS HJ，et al. Global Comparison of Readmission Rates for Patients With Heart Failure［J］. Journal of the American College of Cardiology，2023，82（5）：430-444.

［14］TENG THK，TROMP J，TAY WT，et al. Prescribing patterns of evidence-based heart failure pharmacotherapy and outcomes in the ASIAN-HF registry：a cohort study［J］. The Lancet Global Health，2018，6（9）：e1008-e1018.

［15］CUNNINGHAM LC，FONAROW GC，YANCY CW，et al. Regional Variations in Heart Failure Quality and Outcomes：Get With The Guidelines-Heart Failure Registry［J］. Journal of the American Heart Association，2021，10（7）：e018696.

［16］MCDONAGH TA，METRA M，ADANO M，et al. 2021 ESC Guidelines for the diagnosis and treatment of acute and chronic heart failure［J］. Eur Heart J，2021，42（36）：3599-3726.

［17］国家卫生健康委员会. 2022中国卫生健康统计年鉴［M］. 北京：中国协和医科大学出版社，2022.

［18］HINDRICKS G，POTPARA T，DAGRES N，et al. 2020 ESC Guidelines for the diagnosis and management of atrial fibrillation developed in collaboration with the European Association for Cardio-Thoracic Surgery（EACTS）：The Task Force for the diagnosis and management of atrial fibrillation of the European Society of Cardiology（ESC）Developed with the special contribution of the European Heart Rhythm Association（EHRA）of the ESC［J］. Eur Heart J，2021，42（5）：373-498.

［19］国家心血管病医疗质量控制中心，国家心血管病专家委员会. 2022年中国心血管病医疗质量概述［J］. 中国循环杂志，2023，38（5）：482-495.

［20］中华医学会呼吸病学分会肺栓塞与肺血管病学组，中国医师协会呼吸医师分会肺栓塞与肺血管病工作委员会，全国肺栓塞与肺血管病防治协作组，等. 中国肺动脉高压诊断与治疗指南（2021版）［J］. 中华医学杂志，2021，101（1）：11-51.

［21］马文君，马涵萍，王运红，等.《2021年中国心血管病医疗质量报告》概要［J］. 中国循环杂志，2021，36（11）：1041-1064.

［22］国家心血管病中心肺动脉高压专科联盟 国家心血管病专家委员会右心与肺血管病专业委员会. 中国肺动脉高压诊治临床路径. 中国循环杂志，2023，38：691-703.

［23］SCALI ST，GILES KA，WANG GJ，et al. National incidence，mortality outcomes，and predictors of spinal cord ischemia after thoracic endovascular aortic repair［J］. J Vas Surg，2020，72（1）：92-104.

［24］李奋. 先天性心脏病介入治疗的新技术进展和展望［J］. 上海交通大学学报，2011，9（31），1231-1234.

［25］中国心血管健康与疾病报告编写组. 中国心血管健康与疾病报告2021［M］. 北京：科学出版社，2022.

［26］牟淋泉，于凤旭，廖斌. 老年心脏瓣膜病行瓣膜置换手术临床分析［J］. 世界最新医学信息文摘，2017，17（86）：122-123.

［27］段晨初，甄立娜，张中平. NCPAP辅助治疗婴幼儿肺血多型先心病及合并症［J］，中国妇幼健康研究，2016，3（27）：338-351.

［28］BLOMSTR ÖM-LUNDQVIST C，TRAYKOV V，ERBA PA，et al. ESC Scientific Document Group. European Heart Rhythm Association（EHRA）international consensus document on how to prevent，diagnose，and treat cardiac implantable electronic device infections-endorsed by the Heart Rhythm Society（HRS），the Asia Pacific Heart Rhythm Society（APHRS），the Latin American Heart Rhythm Society（LAHRS），International Society for Cardiovascular Infectious Diseases（ISCVID）and the European Society of Clinical Microbiology and Infectious Diseases（ESCMID）in collaboration with the European Association for Cardio-Thoracic Surgery（EACTS）［J］. Europace，2020，22（4）：515-549.

［29］CLÉMENTY N，FERNANDES J，CARION PL，et al. Pacemaker complications and costs：a nationwide economic study［J］. J Med Econ，2019，22（11）：1171-1178.

［30］KLEEMANN T，BECKER T，DOENGES K，et al. Annual rate of transvenous defibrillation lead defects in implantable cardioverter-defibrillators over a period of ＞10 years［J］. Circulation，2007 May 15，115（19）：2474-80. doi：10. 1161/CIRCULATIONAHA. 106. 663807. Epub 2007 Apr 30.

［31］GUGLIN M，ZUCKER MJ，BAZAN VM，et al. Venoarterial ECMO for Adults：JACC Scientific Expert Panel［J］. J Am Coll Cardiol，2019，73（6）：698-716.

［32］ORGANIZATION ELS. ECLS International Summary of Statistics［EB/OL］［Z］. 2022

［33］LI Y，YAN S，GAO S，et al. Effect of an intra-aortic balloon pump with venoarterial extracorporeal membrane oxygenation on mortality of patients with cardiogenic shock：a systematic review and meta-analysis†［J］. European journal of cardio-thoracic surgery：official journal of the European Association for Cardio-thoracic Surgery，2019，55（3）：395-404.

［34］MOU Z，GUAN T，CHEN L. Risk Factors of Acute Kidney Injury in ECMO Patients：A Systematic Review and Meta-Analysis［J］. J Intensive Care Med，2022，37（2）：267-77.

［35］CHENG W，MA XD，SU LX，et al. Cross-sectional study for the clinical application of extracorporeal membrane oxygenation in Mainland China，2018［J］. Critical care（London，England），2020，24（1）：554.

［36］国家卫生健康委. 全国护理事业发展规划（2021-2025年）［EB/OL］.（2022-04-29）［2023-09-13］. https：//www. gov.cn/zhengce/zhengceku/2022-05/09/content_5689354.htm.

［37］北京市卫生健康委员会. 北京市进一步改善护理服务行动计划实施方案（2023—2025年）［EB/OL］.（2023-08-31）［2023-09-13］. http：//wjw.beijing.gov.cn/zwgk_20040/ylws/202309/t20230904_3247356.html

［38］国家护理专业质控中心. 2021年国家医疗服务与质量安全报告护理专业分册［M］. 北京：科学技术文献出版社，

2022.

［39］中华护理学会. 住院患者身体约束护理［S/OL］.（2020-01-03）［2023-09-13］. http：//www.zhhlxh.org.cn/cnaWeb-cn/upFilesCentedupload/file/20200103/1578035257547015582.pdf.

［40］MCHUGH MD，AIKEN LH，SLOANE DM，et al. Effects of nurse-to-patient ratio legislation on nurse staffing and patient mortality，readmissions，and length of stay：a prospective study in a panel of hospitals［J］. Lancet，2021，397（10288）：1905-1913.

［41］施毅. 中国成人医院获得性肺炎与呼吸机相关性肺炎诊断和治疗指南（2018年版）［J］. 中华结核和呼吸杂志，2018，41（4）：255-280.